PfundsKur 2000
Lust auf Leben

Prof. Dr. Volker Pudel

Trainings-
programm

Fink-Kümmerly+Frey

Liebe Leserin, lieber Leser,

wir von SWR 1 Baden-Württemberg wollen Sie begeistern für die größte Gesundheitsaktion in Baden-Württemberg. Wir wollen Sie fit machen für das neue Jahrtausend. Am Aschermittwoch, 17. Februar, geht's los! Sie werden die PfundsKur 2000 riechen, schmecken und erleben. Überall in Baden-Württemberg. Sie sollen die PfundsKur 2000 aber auch hören. In ganz Baden-Württemberg, vom Bodensee bis zur Hohenlohe, von der Kurpfalz bis zur Schwäbischen Alb. Das können Sie nur im Programm SWR 1 Baden-Württemberg.

Die PfundsKur 2000 ist ein Trainingsprogramm in zehn Wochen und zehn Lernschritten. Sie hat nur zwei einfache, klare Botschaften: Fett macht fett; Bewegung macht Figur. Sie normalisieren Ihren Fettkonsum, dürfen sich sattessen und nehmen ab. Deshalb trainieren Sie, wie Sie weniger Fett und dafür mehr Kohlenhydrate auf den Teller bringen. Sie müssen sich nicht kasteien. Sie essen nur klüger und werden schlank. Wenn Sie beim Bäcker auf PfundsKur-Brötchen und -Brot, beim Metzger auf PfundsKur-Wurst und -Schinken treffen und im Lebensmittelhandel auf PfundsKur-Milchprodukte, -Äpfel und -Apfelsaft, dann wünschen wir Guten Appetit! PfundsKur-Produkte sind gesunde Lebensmittel mit Zusatznutzen für Ihre Figur. Auch in den Restaurants und den Betriebsgaststätten.

Wir, die Initiatoren der PfundsKur 2000 bei SWR 1 Baden-Württemberg, unser Partner, die AOK Baden-Württemberg, und unser wissenschaftlicher Leiter, Prof. Dr. Volker Pudel, laden Sie ein zu Ihrem persönlichen Abenteuer PfundsKur 2000.

Hans-Peter Archner
Programm-Chef SWR 1
Baden-Württemberg

Heinz Waldmüller
Projektleiter
PfundsKur 2000

Liebe Leserin, lieber Leser,

„Abnehmen ohne Frust und Krampf"– Bestnote „sehr sinnvoll" der Stiftung Warentest im Diätenvergleich 1997 – „Der SPIEGEL" lobte die „positive Wucht" der PfundsKur '96. So viel Begeisterung hat uns veranlaßt, für Sie eine neue PfundsKur zu entwickeln.

Die AOK – Die Gesundheitskasse lädt ganz Baden-Württemberg zur PfundsKur 2000 ein, Deutschlands größter Gesundheitsaktion 1999, die Sie für das neue Jahrtausend fit macht. Zehn Wochen lang unterstützen Sie die AOK-Ernährungsberaterinnen und die AOK-Sportfachkräfte bei Ihrem persönlichen Trainingsprogramm auf dem Weg zum Wohlfühlgewicht. Darüber hinaus bieten unsere Partner im Gesundheitssport, die Sportverbände und -vereine in Baden-Württemberg, begleitend zur PfundsKur Walking, Radfahren und gesundheitsorientierte Sport- und Gymnastikkurse an.

Für uns ist die Gesundheitsförderung kein leeres Versprechen. Wir helfen unseren Versicherten mit Kursen für eine aktive und gezielte Gesundheitsvorsorge in den Bereichen Ernährung, Bewegung und Entspannung und sehen dies als wichtigen Beitrag zu einer kostenbewußten Gesundheitspolitik. Zum Vergleich: Allein die Ausgaben für ernährungsabhängige Erkrankungen summieren sich jährlich auf über 83 Milliarden Mark.

Darum: Nutzen Sie die dicke Chance für die schlanke Linie zu mehr Wohlbefinden und Lebensqualität. Machen Sie mit bei der pfundigen Spaßkur, damit das neue Jahrtausend positiv für Sie beginnt.

Ihre AOK Baden-Württemberg

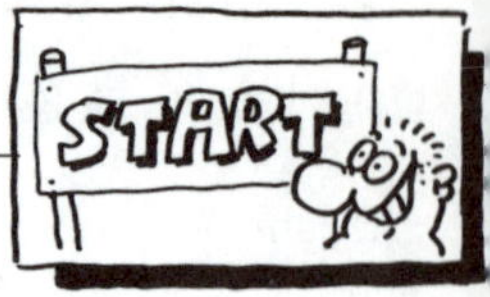

Erste Woche

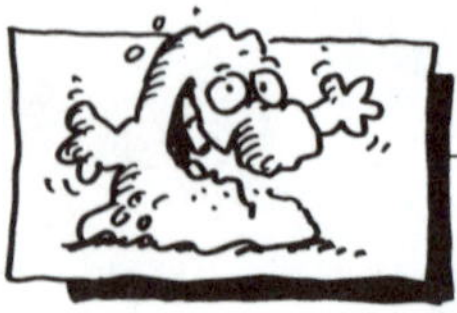

Zweite Woche

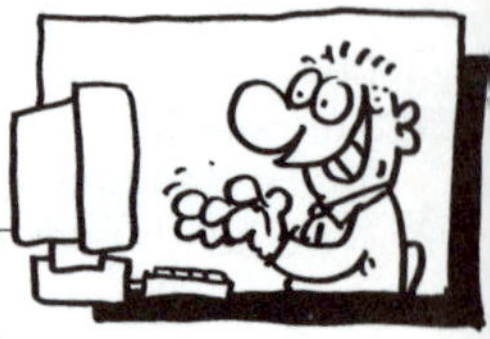

Dritte Woche

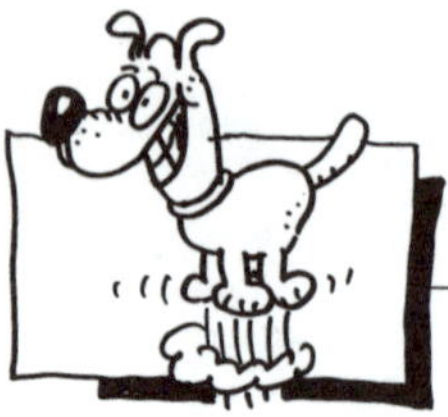

Vierte Woche

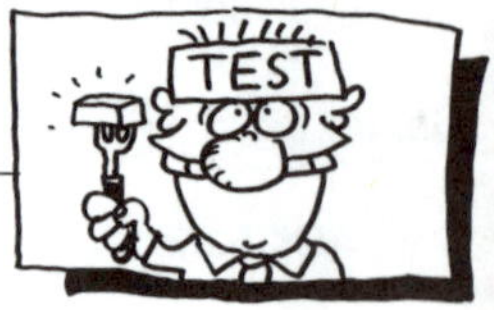

Fünfte Woche

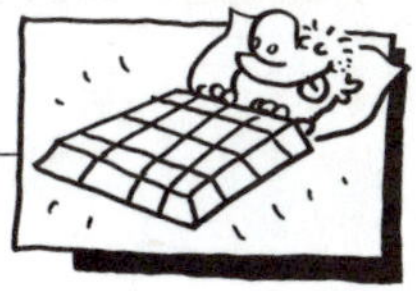

Sechste Woche

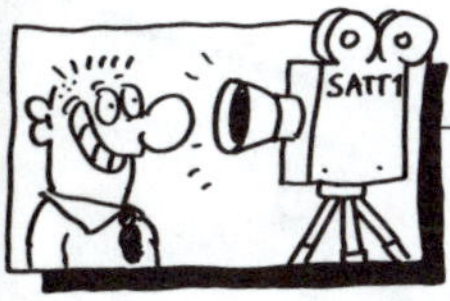

Siebte Woche

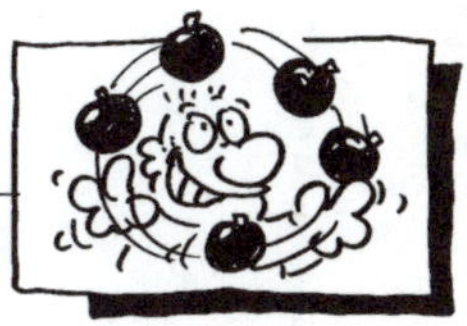

Achte Woche

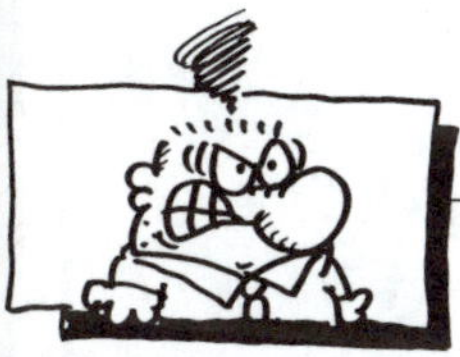

Neunte Woche

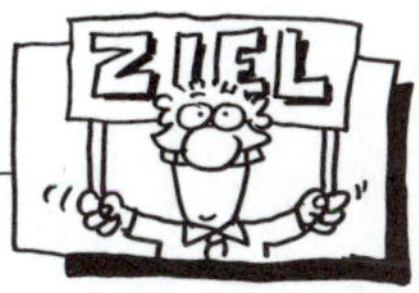

Zehnte Woche

Die Pfunde purzeln lassen

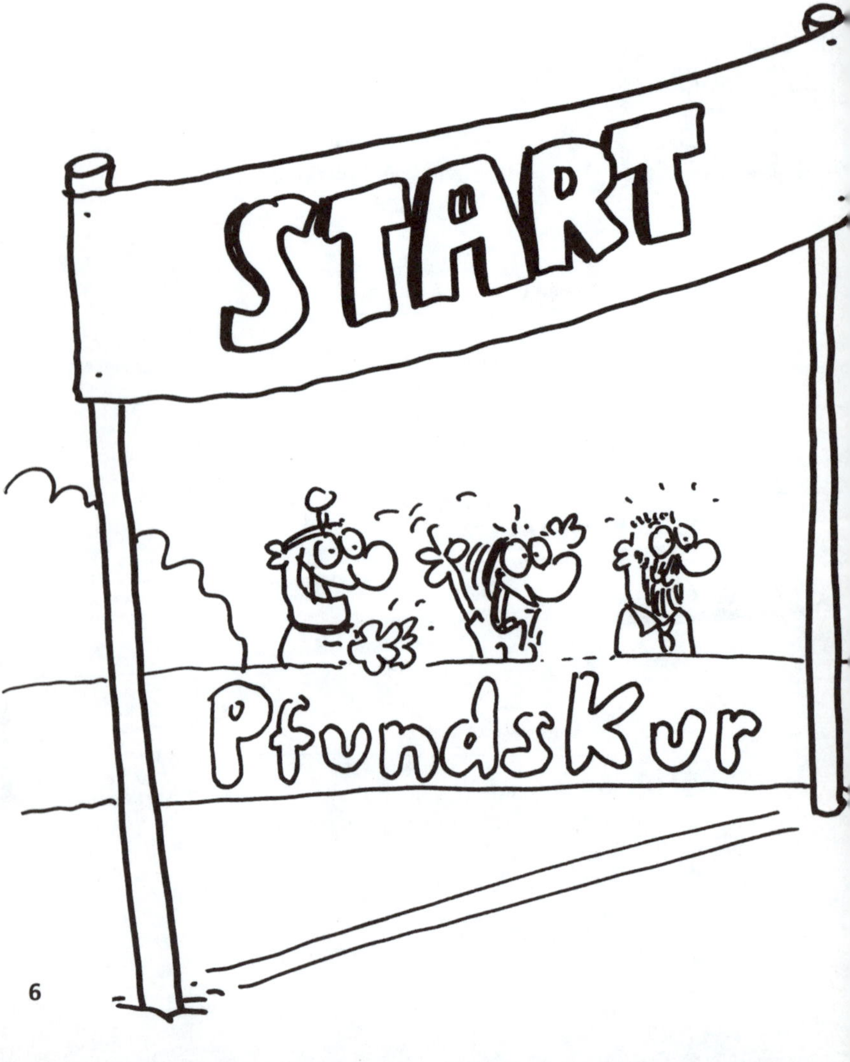

Zielplanung zum Start. Wieviel wollen, wieviel können Sie abnehmen? Sie stellen selbst die Diagnose und setzen sich Ihr Ziel für die PfundsKur. In der ersten Woche essen und trinken Sie wie gewohnt. Mit Hilfe des neuen Ernährungstagebuchs der PfundsKur erfahren Sie dann, wieviel Fettaugen Sie zu sich nehmen.

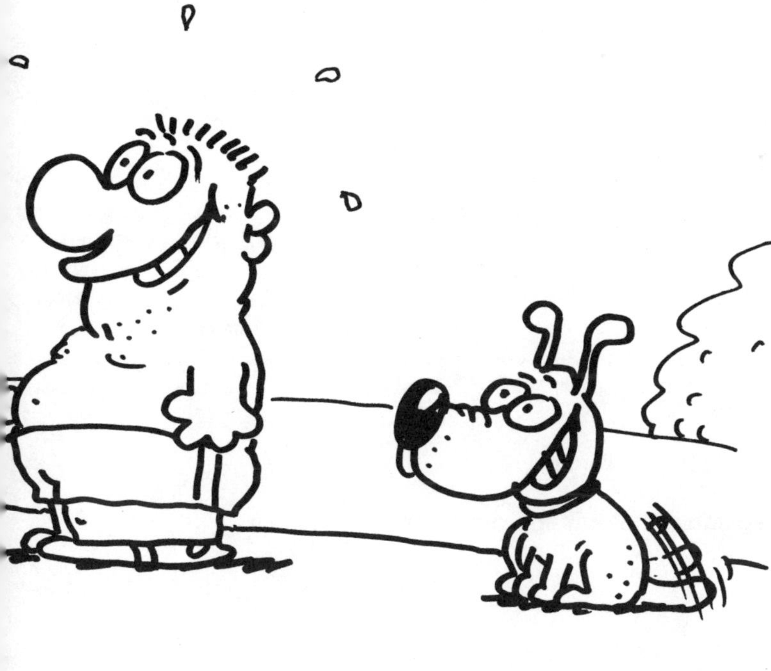

Dichtung oder Wahrheit?

Urteilen Sie selbst!

Diät macht schlank

Immer mehr Menschen leiden unter Übergewicht. Der Grund ist ein ganz einfacher. Sie essen zuviel. Sie können sich einfach nicht dauerhaft an eine Schlankheitsdiät halten, denn dann wäre ihr Problem gelöst.
Schlankheitsdiäten sind die solide Lösung für alle Gewichtsprobleme, denn solche Diäten begrenzen die Kalorienzufuhr. Nur wer zuviel Kalorien zu sich nimmt, kann übergewichtig werden. Diäten gibt es genug. Mit der Reis-, Mayo-, Eierdiät, der Trennkost, dem Heilfasten, der Atkinsdiät oder der Zitronensaftkur können alle Menschen abnehmen. Denn letztlich zählt nur die Kalorie. Das wurde längst bewiesen: In den USA mästete Dr. E.A. Sims eine Gruppe von Gefängnisinsassen täglich mit 10.000 Kalorien. Klar, alle nahmen zu. An der Uniklinik in Ulm setzte in den 70er Jahren Prof. H. Ditschuneit seine Patienten auf Nulldiät: Alle nahmen ab.
Kein Zweifel: Es kommt nur auf die Kalorienbilanz an. Darum sind Diäten gegen Übergewicht das einzig erfolgversprechende Mittel. Und sie sind umso wirksamer, je stärker sie die Kalorien herunterfahren. Spitzenreiter ist und bleibt die berühmte Null-Diät – ohne Kalorien über Tage und Wochen. Da schmilzt das Übergewicht dahin. Ungeklärt ist bis heute, warum die Menschen mit Figurproblemen diese Diäten partout nicht einhalten und lieber dick bleiben wollen.

☐ **Ich glaube, das stimmt.**

☐ **Ich glaube, in dieser Botschaft sind I__I__I Fehler.**

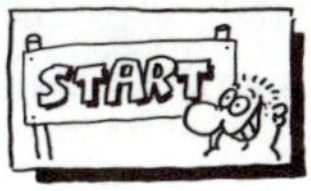

Dick durch 100 Kalorien

Unsummen von Steuermitteln werden sinnlos ausgegeben, um das Rätsel des Übergewichts zu lösen. Da fahnden Wissenschaftler nach guten und schlechten Futterverwertern, nach Drüsenkrankheiten, nach Unterschieden im Knochenbau, nach Hormonen und Erbanlagen, nach Charaktermerkmalen und Streßfaktoren, die Menschen immer dicker werden lassen.
Dabei ist das Rätsel längst gelöst! Die Ursache sind die Kalorien. Jeder kann eine einfache Rechnung selbst nachvollziehen. Dazu braucht man nicht einmal einen Taschenrechner!
Ein Mensch ißt – und das passiert allzu leicht – täglich nur einen Toast mit etwas Butter zuviel. Das sind 100 Kalorien, nicht mehr. Aber Tag für Tag summieren sich diese 100 Kalorien. Nach 365 Tagen macht das 36.500 Kalorien. Und 7000 Kalorien Nahrungsüberschuß ergeben 1 kg Körperfett. 36.500 Überschußkalorien, geteilt durch 7000, das sind gut 5 kg Übergewicht. Jahr für Jahr. So wurden die Deutschen dick, denn – unter uns – 100 Kalorien, das ist doch nichts, was auf dem Teller wirklich auffällt.
Wer 100 Bierkalorien „zusätzlich trinkt" (knapp 1/4 Liter), dazu noch den kleinen Buttertoast verdrückt, natürlich ebenfalls zusätzlich, und dann noch 100 Erdnußkalorien (die winzige Menge von 15 g), der nimmt bereits in einem Jahr 15 kg zu.

☐ **Ich glaube, das ist alles völlig richtig.**

☐ **Ich glaube, diese Botschaft trifft schon den Kern.**

☐ **Ich glaube, das ist alles blanker Unsinn.**

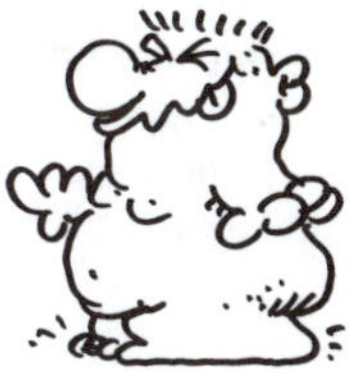

PfundsKur-Lektion 1:
Wie kommt es wirklich zu Übergewicht?

Das wichtige Thema Übergewicht muß uns zu Beginn der PfundsKur natürlich beschäftigen, damit Sie die richtigen Ursachen angehen können und nicht aufgrund falscher Methoden nur Frust ohne jeden Erfolg erleben. Die Botschaften, die Sie soeben studiert haben, sind eindeutig falsch. Haben Sie richtig getippt? Wir werden uns die einzelnen falschen Aussagen genauer ansehen.

Über 50 Prozent aller Frauen und über 25 Prozent aller Männer waren schon „auf Diät".

Leider ist der Kampf gegen die Pfunde seit Jahrzehnten mit falschen, stumpfen oder unwirksamen Waffen geführt worden. Millionen Menschen haben sich immer wieder unter Erfolgsdruck gesetzt, sich jeden Bissen verboten, eine Diät nach der anderen ausprobiert und – nicht wenige – haben schließlich resigniert. Die Gegenwelle rollte schon an mit Buchtiteln wie „Warum sollen wir Dicke uns dünne machen?" Oder „Wir sind rund, na und!" Erste Vereine, wie „Dicke e.V." gründeten sich, in denen Mollige sich wohl fühlen sollen nach dem Motto „Ich will so bleiben wie ich bin". Ob das die Lösung ist?

Das erinnert an den Fuchs in der Fabel von Voltaire, der behauptet, daß er die Weintrauben nicht fressen möchte, weil sie ihm „viel zu sauer" seien. In Wirklichkeit kommt er an sie nicht heran, weil sie zu hoch hängen. Ist die Meßlatte für eine gute Figur zu hoch? Gibt es keine Möglichkeit, ein seelisches Normalgewicht zu erreichen? Wer die bundesdeutsche Realität genauer betrachtet, der müßte diesen Eindruck bekommen.

Resümee:
Der Körper besitzt ein geniales Fettspeicherprogramm, um Notzeiten zu überleben. Die PfundsKur informiert Sie nach dem aktuellen Stand der Wissenschaft, wie Sie Ihre unnötigen Reserven loswerden können. Tappen Sie nicht mehr in die Fettfalle.

Trotz millionenfacher Diäten, die jede zweite Frau und jeder vierte Mann inzwischen hinter sich haben, steigt das Übergewicht in Deutschland, wie übrigens in allen westlichen Industrieländern. Die Bundesrepublik ist, was überschüssige Pfunde angeht, hinter Samoa führend. 15,9 Millionen Bundesbürger sind inzwischen so dick, daß sie – aus medizinischer Sicht – unbedingt behandelt werden müßten. Übergewicht wächst nicht nur im Verlauf des Lebens – 13 Prozent aller Kinder drücken bereits vom ersten Schultag an mit Übergewicht die Schulbank.

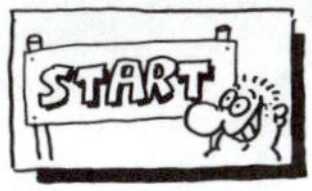

Wann ein Mensch so übergewichtig ist, wie diese unglücklichen 15,9 Millionen Menschen, werden wir gleich besprechen. Und auch, warum solches Übergewicht eine Krankheit ist.

Gesundheit für Körper, Geist und Seele

In der PfundsKur geht es um mehr Lust auf Leben. Die Basis für Lebensfreude und -genuß ist Gesundheit im ganz allgemeinen Sinn. Gesundheit auch für die Seele: sich wohlfühlen, sich aktiv und leistungsfähig fühlen, sich selbst leiden können, Selbstvertrauen haben, von anderen gemocht und akzeptiert werden. So hat es vor Jahren auch die Weltgesundheitsorganisation (WHO) erklärt, die neben der körperlichen Gesundheit auch die psychischen und sozialen Funktionen einbezieht.

Und damit sind wir natürlich wieder beim Körpergewicht, bei der Figur, bei der äußeren Erscheinung, die in unserer Gesellschaft eine zentrale Rolle für psychisches und soziales Wohlbefinden spielt. Es ist einfach nicht zu leugnen, daß in unserer Zeit die schlanke Figur eine beherrschende Funktion einnimmt. Es wurde ein so extrem dünnes Ideal modelliert und auf Werbeplakaten, in Filmen und im Fernsehen vermarktet, daß selbst superschlanke Models verführt werden, sich mit unsinnigen Schlankheitsdiäten zu kasteien.

Verstehen Sie Spaß? Dann klappen Sie das Buch zu und lassen Sie einmal mit Druck zwischen Zeigefinger und Daumen die rechten unteren Seiten vorbeilaufen. Wenn Sie einen Tiefpunkt erreicht haben, dann nutzen Sie die Symbolfigur im Daumenkino, um wieder Mut zu schöpfen.

Träume vom Schlaraffenland

Das medizinisch eindeutige (ungesunde) Untergewicht ist zu einer Idealvorstellung hochstilisiert worden, die seit Jahren in all unseren Gehirnen als Schablone wirkt, an der sich unser Blick in den Spiegel mißt. Ein nicht endender Alptraum, denn über 90 Prozent aller Deutschen haben keine Chance, jemals auf die Silhouette einer Claudia Schiffer oder einer Kate Moss zu verschlanken. Da trennen uns nicht nur ein paar Pfunde, sondern ganze Kilowelten.

Was also tun? Schärfen wir unser Bewußtsein und gehen die ganze Geschichte von der guten Figur einmal von vorne an. Wie war es denn, als die Models noch

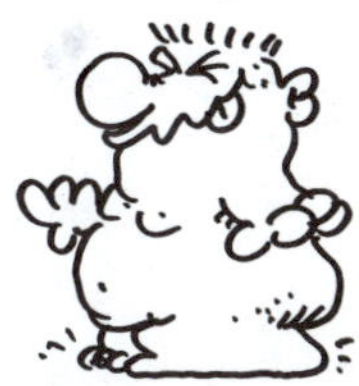

nicht magersüchtig und die Supermärkte noch nicht eröffnet waren? Etwa um 1550, als Pieter Breughel sein berühmtes Bild vom Schlaraffenland malte. Dickbäuchig liegen dort die schon etwas betagten Zeitgenossen unter dem Tisch, nachdem ihnen die gebratenen Tauben in den Mund geflogen waren. Wohlbemerkt, Breughel inszenierte den Traum vom Schlaraffenland. Wie würde Breughel den Wunschtraum im Jahr 2000 ins Bild setzen? Drahtigdünne, junge Menschen, die Lightprodukte konsumieren und aus lauter Kalorienangst Mineralwasser trinken?

Unsere Gesellschaft wird von einem extrem dünnen Ideal beherrscht. Der kreditwürdige Bauch ist out. Im Schlaraffenland kommen keine Notzeiten vor.

Geld bekamen im vergangenen Jahrhundert nur gestandene Mannsbilder, die ihren „kreditwürdigen" Bauch zur Schau trugen. Allen bekannt sind die fülligen Figuren Rubens'scher Prägung, die als Ideale ihrer Zeit verkünden, wie abgemagert das Volk war. Es ist eine Binsenweisheit, daß Essen und Trinken unverzichtbar zum Leben gehören. Ein Naturgesetz, das für alle Lebewesen tödliche Folgen hat, wenn es außer Kraft gesetzt wird.

Unsere Ahnen hatten weder einen Tante-Emma-Laden, noch kannten sie Supermärkte mit Tausenden von Lebensmitteln. Die Vielfalt auf den Küchentischen beschränkte sich auf Getreide, Beeren und Früchte, gelegentlich Fleisch. Später kam die Kartoffel hinzu. Einkaufszettel mußte keiner schreiben, denn es gab keine Auswahl und vor allem, es gab selten genug überhaupt etwas. So ist die Menschheit daran gewöhnt, sich mit kargen Rationen über Wasser zu halten. Und das hatte natürlich Folgen.

In der langen Menschheitsgeschichte war meistens Schmalhans Küchenmeister.

Wir hätten keine Chance, die PfundsKur zu machen, wenn eine einzige Mißernte im zwölften Jahrhundert die Menschheit ausgerottet hätte. Und es gab solche Hungersnöte häufig. Ein Teil der Menschen überlebte, auch mit ein paar Handvoll Getreidekörnern, weil der in besseren Zeiten angefutterte Speck auf den Rippen als Notration das Leben, mehr schlecht als recht, unterfütterte. Es ist das Prinzip der Natur, Lebewesen möglichst effektiv an den Lebensraum anzupassen, in dem sie leben. Effektiv heißt: lebensfähig zu bleiben, Nachkommen in die

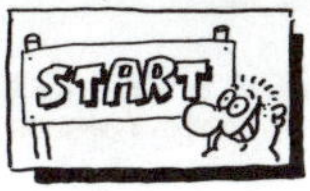

Welt zu setzen und sie aufzuziehen. Charles Darwin hat die Philosophie der Natur noch genauer durchschaut. Wenn die Fittesten durchhalten und für Nachwuchs sorgen können, dann werden die Menschenkinder immer fitter. Denn die fitten Eltern schreiben ihren Kindern das Geheimnis ihrer Fitness in die Gene. So sind wir Menschen von Generation zu Generation immer fitter geworden, bis uns unsere Fitness zum Verhängnis wurde.

Energiespeicher als Reserve für Notzeiten

Die Natur hatte eine schwere Aufgabe zu lösen. Die Spezies Mensch trägt neun Monate und muß monatelang stillen. Wenn der Nachschub versiegte, mußten Mutter und Kind dennoch etwas zu beißen haben. So erfand die Natur das, was beim Auto der Reservekanister ist: Überbrückung für eine lange Durststrecke ohne Tankstelle.

Nahrung ist der Energiespender für den Körper. Für das Auge unsichtbar, ist die Energie in unterschiedlicher Form in der Nahrung gespeichert. Als Kohlenhydrate, als Eiweiß, als Fett oder auch als Alkohol. Diese vier Nahrungsbestandteile geben dem Körper den Treibstoff, den er braucht, um zu leben. Messen kann man die Treibstoffmenge in Kalorien.

So bringt ein Gramm Kohlenhydrate, ganz ähnlich wie ein Gramm Eiweiß, dem Körper jeweils vier Kalorien Energie. Ein Gramm reines Fett dagegen speist mit neun Kalorien mehr als das Doppelte ein. Der Treibstoff Alkohol liegt mit sieben Kalorien als Energiespender dazwischen. Zurück zur Aufgabe, die die Natur so genial gelöst hat: Wie können für Notzeiten möglichst große Energiereserven gebunkert werden, damit Mutter und Kind auch bei Mißernten über die Runden kommen? Es gibt – theoretisch – vier Möglichkeiten. Alle Kohlenhydrate (z.B. aus Getreide), die gerade nicht zum Leben verbrannt werden, weil es bei Tisch etwas üppiger zugeht, werden im Körper gestapelt. Gleiches könnte auch mit Eiweiß geschehen. Mit Alkohol gäbe es bereits beim Speicherort Probleme, denn wo im Körper sollte die Flüssigkeitsmenge deponiert werden?

Die unsichtbaren Energiespender in der Nahrung:

Kohlenhydrate und Eiweiß mit je 4 Kalorien je Gramm

Alkohol mit 7 Kalorien je Gramm

Fett mit über 9 Kalorien je Gramm

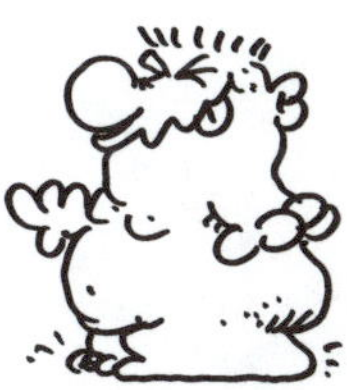

Wo bleiben 270.000 Kalorien?

Notration für Mutter und Kind.

Wenn Mutter und Kind über neun Monate (also 270 Tage) lebend über die Runden kommen wollen, dann brauchen sie, wenn Schmalhans Küchenmeister ist, mindestens 1000 Kalorien pro Tag aus dem körpereigenen Speicher, die sie zum Überleben zuschießen können. Jetzt müssen wir rechnen: Neun Monate entsprechen 270 Tagen multipliziert mit 1000 Kalorien. Das ergibt 270.000 Kalorien. Dieser riesige Energiespeicher könnte durch 70 kg Kohlenhydrate oder 70 kg Eiweiß garantiert werden. Und da das Speichern pur bei Eiweiß und Kohlenhydraten nicht geht, müßte noch Wasser beigemengt werden, was die Energielast beträchtlich erhöhen würde. Zudem müßte dieses Riesengewicht geschleppt werden, was wieder Energie kostet, die knapp ist und deshalb gespeichert werden muß.

Wir sollten alle froh sein, daß die Natur sowohl auf Kohlenhydrat- als auch auf Eiweißspeicher weitgehend verzichtet hat. Denn sonst hätten wir heute alle ein gigantisches Problem. Wir hätten die Körpermasse kleiner Elefanten und auch das entsprechende Gewicht.

Das geniale Fettspeicherprogramm

Genial war es, die Notzeiten mit Fett abzufedern. Fett speichert mehr als doppelt soviel Energie auf gleichem Raum und kann pur – ohne Wasser – in Reservebereiche eingelagert werden. Mit 30 kg Fett auf den mütterlichen Hüften hat der Nachwuchs genug „Verzehrmasse".

Dabei erkennen wir gleich, daß die typischen weiblichen Problemzonen um Hüfte und Po für die Natur keine Problem- sondern Idealzonen sind, nämlich Nahrungsreserve und Schutzmantel in einem für das werdende Kind. Genau dort sind auch – die Natur hat das klug eingerichtet – die Fettpolster lange kein so großes gesundheitliches Risiko wie die männlichen Fettmassen, die wie ein Airbag vor dem Bauch getragen werden. Der Bierbauch ist viel weniger natürlich als die weiblichen Rundungen.

Die Natur hat im Laufe der Evolution ein hochwirksames Fettspeicherprogramm entwickelt, das von Generation zu Generation immer wirksamer wurde (wie wir von Darwin wissen). Wer in guten Zeiten nicht Fettkalorie für Fettkalorie auf die hohe Kante legen konnte, hatte schlechte Karten und bekam keinen Nachwuchs. Noch im 19. Jahrhundert rafften Hungerepidemien in Nordeuropa Hunderttausende dahin. Wer durchkam, hatte das effektivere, das fittere Speicherprogramm, das uns modernen Menschen in die Erbanlagen gegeben wurde.

So tragen wir heute an der Erblast und nichts ist natürlicher, als bei reichlich gedecktem Tisch die Fettspeicher zu füllen. Dicke Menschen sind das Musterbeispiel für die geniale natürliche Software, maximale Energie auf minimalem Raum zu speichern. Das einzige Problem ist der glückliche Umstand, daß trotz Blitz, Donner und Hagel die Bäckerei weiterhin Brötchen anbietet, weil Landwirtschaft, Technik und Logistik die Notzeiten früheren Ausmaßes abgeschafft haben.

Dichtung und Wahrheit: Wo ist der Denkfehler?

Crash-Diäten enden als Jo-Jo-Effekt.

Jetzt erscheint die Botschaft von Seite 8 in einem ganz anderen Licht. Die Lösung der Gewichtsprobleme wurde dort „ganz einfach" als Kalorienproblem dargestellt. Diäten, die rigoros die Energieversorgung des Körpers kappen, führen „natürlich" dazu, daß die Reservebestände im Fettspeicher angegangen werden. Aber sie ändern überhaupt nichts am Fettspeicherprogramm! Jede Diät, wie ein aufgezwungener Versorgungsengpaß auch, ist einmal zu Ende. Dann – umso mehr – wird ganz schnell für eiserne Reserven gesorgt. Jo-Jo-Phänomen nennt man das zwangsläufige Resultat einer Crash-Diät. Leider kein Kinderspielzeug, sondern traurige Bilanz von Millionen Menschen, die mit Kalorienzählen den Kampf gegen die eigene Natur, gegen das eigene Fettspeicherprogramm aufgenommen haben. Im Kampf gegen die Natur gibt es zumeist nur einen Sieger. Die Evolution hat Tausende von Jahren an der Software gestrickt. Mit einer Zwei-Wochen-Diät wird sie eben nicht ausgetrickst.

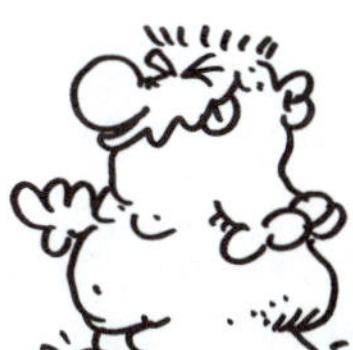

Diät macht schlank

Immer mehr Menschen leiden unter Übergewicht. Der Grund ist ein ganz einfacher. (1) Sie essen zuviel. Sie können sich einfach nicht dauerhaft an eine Schlankheitsdiät halten, (2) denn dann wäre ihr Problem gelöst.
(3) Schlankheitsdiäten sind die solide Lösung für alle Gewichtsprobleme, denn solche Diäten begrenzen die Kalorienzufuhr. Nur wer viel Kalorien zu sich nimmt, kann übergewichtig werden.
(4) Mit der Reis-, Mayo-, Eierdiät, der Trennkost, dem Heilfasten, der Atkinsdiät oder der Zitronensaftkur können alle Menschen abnehmen. (5) Denn letztlich zählt nur die Kalorie. Das wurde längst bewiesen: In den USA mästete Dr. E.A. Sims eine Gruppe von Gefängnisinsassen täglich mit 10.000 Kalorien. Klar, alle nahmen zu. An der Uniklinik in Ulm setzte in den 70er Jahren Prof. H. Ditschuneit seine Patienten auf Null-Diät: alle nahmen ab.
Kein Zweifel: (6) Es kommt nur auf die Kalorienbilanz an.
(7) Darum sind Diäten gegen Übergewicht das einzig erfolgversprechende Mittel. (8) Und sie sind umso wirksamer, je stärker sie die Kalorien herunterfahren. (9) Spitzenreiter ist und bleibt die berühmte Null-Diät ohne Kalorien über Tage und Wochen. Da schmilzt das Übergewicht dahin. (10) Ungeklärt ist bis heute, warum die Menschen mit Figurproblemen diese Diäten partout nicht einhalten und lieber dick bleiben wollen.

Wenn Sie die erste Botschaft genau auf Dichtung und Wahrheit untersucht haben, dann müßten Sie zehn Fehler gefunden haben. Alle falschen Aussagen sind farbig markiert. Damit Sie testen können, wie gut Sie sich mit Urteilen und Vorurteilen über Diäten auskennen.

Und jetzt zur zweiten Botschaft von Seite 9. Es ist nämlich eine Ente, und das soll Ihnen Mut machen. Denn wenn Sie wirklich 5 kg zunehmen würden, wenn Sie täglich nur 100 Kalorien zusätzlich aufnehmen, dann

wäre das eine Katastrophe. Wir müssen nur ein bißchen länger rechnen, um zu erkennen, daß diese Katastrophe wirklich nicht eintritt. Rechnerisch ergeben wirklich 36.500 Überschußkalorien einen Gewichtszuwachs von 5 kg. Aber genauso rechnerisch müßten sich dann, wenn dieser Buttertoast 40 Jahre lang gegessen wird, 200 kg (!) Übergewicht eingestellt haben. Zwar essen viele Zeitgenossen 100 Kalorien zuviel, aber Menschen mit 280 kg (Ausgangsgewicht plus 200 gewandelte Toast-Kilos) sind absolut selten.

Nach Lehrbuch müßte es viele Menschen geben, die 280 kg wiegen.

In dieser Unsinns-Rechnung, die aber vielfach vorgerechnet wurde, um Übergewichtigen klar zu machen, daß ein Mini-Essen bereits maximale Fettberge aufwirft, wird vergessen, daß die Fettcontainer durchs Leben bewegt werden müssen. Das kostet zusätzlich Energie, sprich Kalorien. Zudem wird, wenn Fettmassen sich vermehren, auch etwas mehr Muskelmasse benötigt. Und Muskelmasse ist stoffwechselaktiv, das heißt: Muskelmasse verzehrt ständig Kalorien. Den Grundumsatz eines Menschen – das ist der Mindestenergieverbrauch in Ruhe über 24 Stunden –, bestimmt die Muskelmasse. Darüber sprechen wir später noch ausführlich.

Der Mensch kommt mit seinem Gewicht immer in ein neues Gleichgewicht.

Zunächst zum Toastbrot: Es entspricht täglich 100 Kalorien zusätzlich. Natürlich spricht unser Fettspeicherungsprogramm sofort auf den nicht benötigten Buttertoast an. Die 100 überflüssigen Kalorien werden als Fett in die schon vorhandenen Fettzellen eingeschleust. Nach ein paar Tagen kann man auf einer ganz präzisen Waage bereits einen Gewichtsanstieg feststellen. Also stimmt die Rechnung doch? Nein, denn der schwerer gewordene Mensch schleppt nun mehr Gewicht und vermehrt ein klein wenig seine Muskelmasse. Kurz: Zusätzliche Energiezufuhr, die gespeichert wird, erhöht dauerhaft den Energieverbrauch. Das schaukelt sich solange auf, bis der Mensch von den 100 Toastkalorien so schwer (Fett plus Muskeln) geworden ist, daß sein Energieverbrauch wieder ins Gleichgewicht kommt, also die Bilanz von Zufuhr und Verbrauch ausgeglichen ist. Das System „Mensch und 100-Toast-Kalorien" kommt bei ca. plus 6 kg dauer-

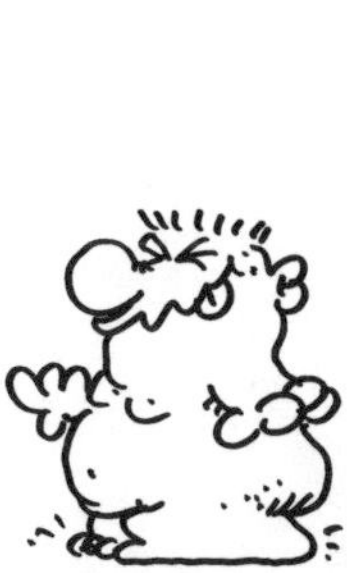

haft zum Stillstand, und nicht, wie die Rechnung vorgaukelt, bei plus 200 kg nach 40 Jahren.

„Nach unten" gilt diese Regel auch. Wer täglich den 100-Kalorien-Verzicht übt, wird in 40 Jahren nicht 200 kg abnehmen (schön wär's), sondern ebenfalls bei 6 kg „minus" in ein neues Gleichgewicht pendeln. Sie sehen, mit 100 Kalorien plus oder minus wird die Figur zwar bewegt, aber nicht um 100 kg. Da müssen andere Wege beschritten werden.

Die PfundsKur kennt eine Chance

Die List der PfundsKur basiert auf der Natur.

Sie werden sich fragen: Gibt es denn überhaupt eine Chance, das Fettspeicherprogramm zu überlisten? Manche vermuten bei sich sogar ein solch wirksames Programm, daß allein der Anblick eines Kuchens ausreicht, um die Fettzellen explodieren zu lassen. Dann liegt der Gedanke nahe, daß man dem Schicksal machtlos ausgeliefert ist, ohne je aus der Fettfalle entfliehen zu können.

Die PfundsKur 2000 trainiert mit Ihnen einen Ausweg, den einzigen übrigens, den die Wissenschaft heute kennt. Sie erfahren, welche Rolle ihre Erbanlagen spielen, denn schließlich steuern diese das Fettspeicherprogramm, das die Menschen im Schlaraffenland in die Fettfalle schickt. Sie erleben, wie sich Ihr Gewicht langsam bewegt: in die richtige Richtung, ohne Hunger, ohne Kalorienzählen, ohne vorgetäuschte Notzeit. Die PfundsKur bewahrt Sie vor der Fettfalle, in die Sie Diäten bisher gelockt haben. Nehmen Sie sich Zeit. Die nächsten zehn Wochen Trainingslager werden Sie überzeugen, daß Sie bis Silvester 1999 mehr Lust auf Leben haben. Schritt für Schritt erfahren Sie die PfundsKur. Wer alles auf einmal will, endet zwangsläufig im Mißerfolg. Das wird zu häufig vergessen. Darum sind viele Mißerfolge „hausgemacht".

Nach den ersten Informationen über die Geschichte vom Körpergewicht, die Fettreserven für (ausbleibende) Notzeiten und das geniale Fettspeicherprogramm, das sich die Natur ausgedacht hat, nun zum Programm der ersten PfundsKur-Woche!

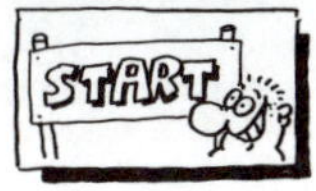

Die Trainingsaufgaben der ersten Woche

Übergewicht als Denkfehler

Es geht zunächst um Ihr Gewicht. Nicht jedes Kilogramm, das den Reißverschluß bei Konfektionsgröße 40 oder 42 sperrt, ist Übergewicht. Das Wort Übergewicht muß oft schon mißbräuchlich herhalten, wenn eine Bikinischönheit völlig verzweifelt über ihr „Übergewicht" klagt, das sie mit ihren 53 kg auf die Waage bringt. Wo eigentlich fängt Übergewicht an?

Übergewicht besteht oft nur im Kopf, also in den Vorstellungen unglücklicher Menschen, die ihr Glücksempfinden an die Waage abgetreten haben. Der morgendliche, fast zwanghaft ängstliche Blick auf die Waage trübt den ganzen Tag, wenn dort nicht eine magische Zahl unterschritten wird. Die Vorstellungen von der angeblichen Traumfigur bestimmen unseren Alltag und das Wunschdenken von Millionen. Die weiblichen Formen, die häufig betont ausgepolstert sind, entstammen einem biologischen Programm, und dagegen rigoros anzugehen, macht wenig Sinn. Mit unserer Nasen-, Ohren- und Kopfform gehen wir wesentlich gnädiger um, weil wir nicht nur ahnen, sondern wissen, daß wir auf natürliche Weise machtlos sind. Die Ultima Ratio des Chirurgen ist auch nicht jedermanns Sache.

Übergewicht, das krank macht, nennen die Ärzte Adipositas

Weltweit haben sich Ärzte und Wissenschaftler, die die Risiken und Ursachen des Übergewichts erforschen, auf ganz klare Kriterien geeinigt, die ein wirkliches Übergewicht definieren. Echtes Übergewicht nennen die Experten Adipositas. Die Festlegung basiert auf einer handfesten Beobachtung, und die kommt aus der Medizin. Gewicht ist dann ÜBERgewicht, wenn durch das Gewicht mit Gesundheitsstörungen, Krankheiten und sogar einer eingeschränkten Lebenserwartung zu rechnen ist.

Klingt paradox? Denn eben haben wir noch besprochen, daß das Fettspeicherprogramm der Natur der Menschheit das Überleben erst ermöglicht hat, und schon entpuppt sich genau dieses Programm als gesundheitlich riskant und lebensverkürzend. Leider, ja! Die Evo-

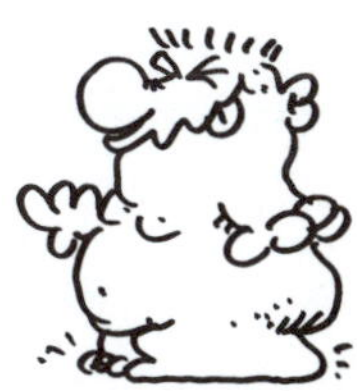

Bremse für den Hunger?
Brandneue Forschungsergebnisse zeigen, daß bei anschwellendem Fett ein Botenstoff im Fettgewebe ausgesendet wird, der im Gehirn den Hunger bremst und für eine Fettschmelze sorgt. Dieser Wunderstoff heißt Leptin (Schlankmacher). Leider funktioniert dieses Prinzip aber nur bei fetten Mäusen. Beim Menschen ist die Fettzellenregulation viel komplizierter.

lution konnte nicht damit rechnen, daß ab 1950 in Deutschland (bis heute) Lebensmittel billig und überall zu haben sind. Der geniale Fettspeicher scheint nicht darauf programmiert zu sein, bei Überlastung seine Speicherbefehle einzustellen. Warum auch, die nächste Notzeit kommt bestimmt. 50 Jahre kam sie nicht. 50 Jahre wurde permanent gespeichert. Vom Feinsten. Geballte Fettenergie floß in die Container. Erst als mehr und mehr Menschen unter der Last der Pfunde litten, kamen Ärzte dahinter, daß zuviel Fettlast die Lebenschance des Organismus nicht mehr sichert, sondern einschränkt.

Übergewicht fördert:

- **Zuckerkrankheit**
- **Herzerkrankungen**
- **Bluthochdruck**
- **Fettstoffwechselstörungen**
- **Gallensteine**
- **Schlafstörungen**
- **einige Krebsarten**
- **Geburtskomplikationen**
- **Gelenkbeschwerden**
- **psychische Belastung**

Ohne Frage, Zuckerkrankheit, Bluthochdruck, Störungen im Fettstoffwechsel, die Herzinfarkte fördern können, natürlich auch Gelenkbeschwerden, und viele andere Krankheiten, bis hin zu bestimmten Krebsarten, werden durch das Heer übervoller Fettzellen in Gang gesetzt. Zumeist sind es schleichende, chronische Krankheiten, die unmerklich, aber unaufhaltsam, durch Übergewicht dann endlich zu Tage treten und vom Arzt diagnostiziert werden. Der gesunde Übergewichtige, der mit 100 kg und 100 Jahren sein Leben beendet, ist leider eine Fiktion. Das also hatten Ärzte und Wissenschaftler bei der Definition von Übergewicht im Sinn: Erst ein Gewicht, das krank macht, ist Übergewicht.

Die PfundsKur verbessert Gesundheit und Figur

Nun, werden Sie einwenden, soviel muß man gar nicht wiegen, bis sich die Zuckerkrankheit einstellt. Eine psychische Belastung sind bereits 5 kg, die eine junge Frau aus der Konfektionsgröße fallen lassen. Sie haben recht. Auch wenn Ihr Arzt das nicht so sieht. Aber Ihr Psychologe würde Ihnen zustimmen. Darum nimmt die PfundsKur auch alle in das Trainingslager auf, die eine „bessere Figur" machen wollen. Und wenn es nur wegen der Psy-

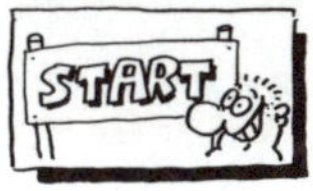

che ist. Allerdings: Den Weg ins Untergewicht weist die PfundsKur nicht. Das hat mit mehr Lust auf Leben wirklich nichts zu tun.

Erste Aufgabe: Bestimmen Sie Ihren Body-Mass-Index (BMI)

Und nun endlich kommt der spannende Moment, in dem Sie Ihr Gewicht in der Maßeinheit bewerten, die heute international gültig ist: der Body Mass Index (BMI). Jetzt sind Sie gefragt. Müssen Sie sich die echte Diagnose „Übergewicht" zuordnen oder geht es bei Ihnen nur um die bessere Figur?

Was wiegen Sie? **I__I__I__I , I__I kg**

Wie groß sind Sie? **I__I m I__I__I cm**

Jetzt wird es etwas wissenschaftlich, denn die alte Faustformel, daß jene Zentimeter, die Sie über 100 groß sind, ihrem Normalgewicht in Kilogramm entsprechen, hat man inzwischen vergessen. War auch ungerecht, denn mit 150 cm durfte man gerade 50 kg wiegen, während dem Riesen mit zwei Metern satte 100 kg Normalgewicht zugestanden wurden.

Darum orientieren sich die Ärzte heute am Body-Mass-Index, dem Körper-Massen-Index. Die Formel (Körpergewicht geteilt durch Körpergröße im Quadrat) ist kompliziert. Für Mathematiker unter Ihnen führe ich Sie hier an.

$$\mathbf{BMI = kg/m^2}$$

Sie können die Formel gleich wieder vergessen, denn in der Abbildung auf Seite 22 oben können Sie mit einem Lineal ganz einfachen Ihren eigenen BMI bestimmen. Stellen Sie sich Ihre Diagnose.

Legen Sie einfach ein Lineal links an die Stelle, die Ihrer Körpergröße entspricht. Dann drehen Sie das Lineal so, daß es rechts durch den Punkt geht, der Ihrem Gewicht entspricht. Auf der mittleren Skala können Sie sofort Ihren BMI ablesen.

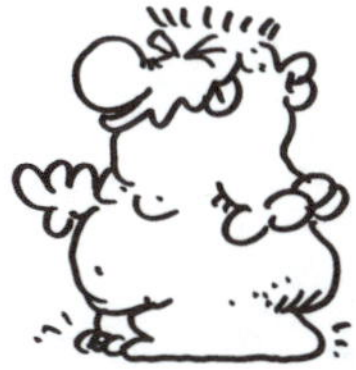

Body-Mass-Index (BMI)

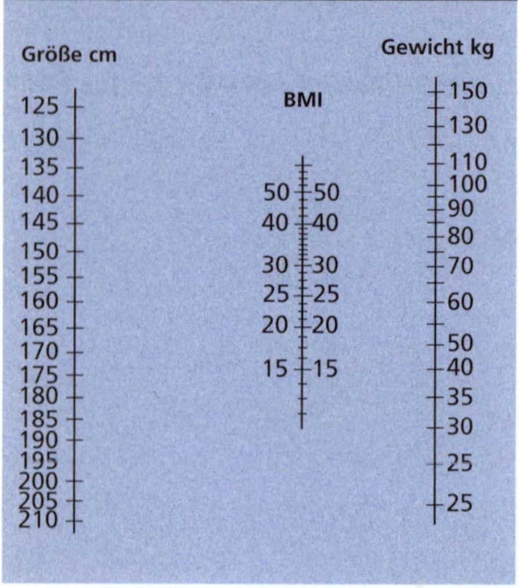

Es gibt drei Grenzwerte, die erkennen lassen, wo Über- bzw. Untergewicht anfangen: 20, 25 und 30. Diese Grenzwerte hat auch die Deutsche Adipositas-Gesellschaft festgelegt. Die Bewertung Ihres BMI können Sie auf dieser Seite unten in der Tabelle ablesen.

Damit ist die Diagnose klar: Sie wissen Bescheid, wo Sie sich selbst nach übereinstimmender Meinung der Experten einzuordnen haben.

Liegen Sie zwischen 25 und 30, dann gibt es noch eine kleine Zusatzdiagnostik, weil man erkannt hat, daß es bei mäßigem Übergewicht nicht allein

Models liegen alle im riskanten Bereich unter 20.

15,9 Millionen Bundesbürger haben einen BMI über 30.

Falsch gesteckte Gewichtsziele erzeugen nur Frust.

BMI	**Bewertung**	**Kommentar**
unter 20	Beginn von Untergewicht	Jede weitere Gewichtsabnahme ist gefährlich!
20 bis 25	Normalgewicht	Gewicht, mit dem sich lange und gesund leben läßt. Abnehmen sinnlos!
25 bis 30	mäßiges Übergewicht	Kann bereits kritisch sein, wenn Diabetes, Bluthochdruck, Fettstoffwechselstörungen bestehen. Falls nicht, Gewicht halten, nicht unbedingt abnehmen!
über 30	Übergewicht	Jede Gewichtsabnahme verspricht gesundheitliche Vorteile. Auch bei „Noch-Gesunden"! Ärztlichen Rat einholen.
über 40	massives Übergewicht	Schwere Gesundheitsstörung. Unbedingt den Arzt zu Rate ziehen!

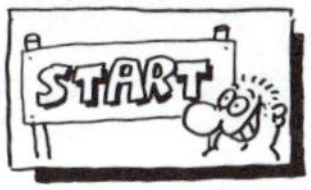

auf das Gewicht ankommt, sondern auch darauf, wie sich das Gewicht am Körper verteilt. Ein Schneidermaß hilft hier zur besseren Erkenntnis.

Zweite Aufgabe: Apfel oder Birne – bestimmen Sie Ihren Typ!

Messen Sie den Umfang Ihrer Taille (an der umfänglichsten Stelle) und den Ihrer Hüften. Rechts auf dieser Seite sehen Sie wieder eine Abbildung, mit der Sie jetzt Ihren Taille-Hüft-Quotienten bestimmen können. Wieder ein Lineal zunächst links an den Punkt legen, der Ihrem Taillenumfang entspricht. Dann rechts durch den Punkt legen, der Ihrem Hüftumfang entspricht. In der Mitte lesen Sie Ihren Quotienten ab.

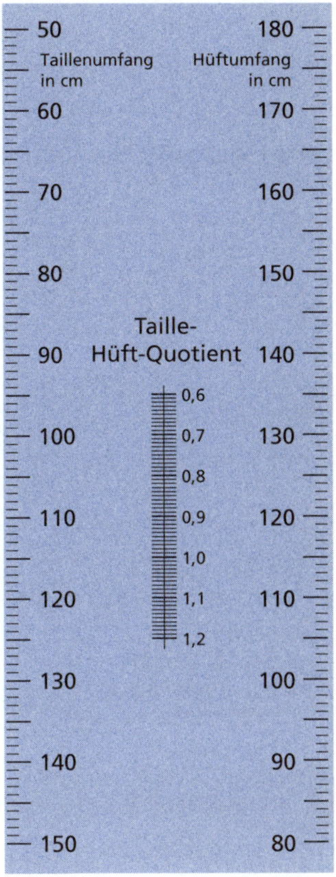

Der Taille-Hüft-Quotient beträgt
- **bei Frauen weniger als 0,85,**
- **bei Männern weniger als 1,00.**

Werden diese Grenzwerte überschritten, dann besteht eine gesundheitlich riskante Verteilung des Körperfettes mit einer Konzentration des Fettes am und im Bauch. Die Reservedepots deutlich unterhalb der Gürtellinie („Birnentyp") belasten den Stoffwechsel deutlich weniger als der Speck auf der Gürtellinie („Apfeltyp"). Daher gilt für Apfelmenschen mit einem Körper-Massen-Index zwischen 25 und 30 auch der Tip: abnehmen! Birnenmenschen, die gesund sind, können dagegen ein leichtes Übergewicht mit Fassung tragen.
Jetzt geht es um Ihre Wünsche – was das Gewicht angeht. Sie kennen Ihren BMI. Sie wissen aber auch, daß ab einem BMI von 20 und tiefer das Untergewicht beginnt! Wenn man den BMI verschiedener Models bestimmt, dann liegen die ausnahmslos unter 20! So attraktiv Models auch von vielen empfunden werden, Models leben riskant!

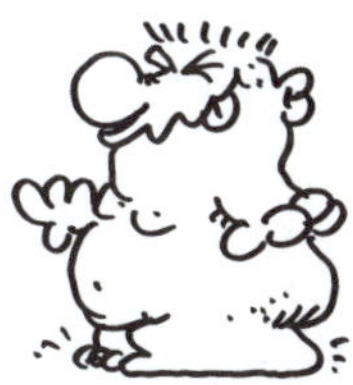

Bevor Sie festlegen, wieviel Sie in diesem Jahr abnehmen wollen, sollten Sie über Ihre Zielvorstellungen noch etwas mehr nachdenken. In der nächsten Woche wird dann entschieden. Zeichnen Sie doch bitte aus Ihrer Erinnerung einmal eine Lebenslinie Ihres Körpergewichts. Ein typisches Beispiel finden Sie im Kasten. Aber bei Ihnen kann der Verlauf natürlich ganz anders sein. Nehmen Sie sich für diese Aufgabe etwas Zeit. Es ist spannend, sich mit der eigenen Gewichtsgeschichte zu beschäftigen.

Dritte Aufgabe: Beobachten Sie die Entwicklung Ihres Gewichts!

Die meisten Menschen nehmen im Verlauf ihres Lebens zu, auch wenn sie zwischendurch auch ganz bewußt (mit Diäten!) kurzfristig an Gewicht verloren haben. Versuchen Sie, sich gut zu erinnern. Was war Ihr minimales Erwachsenengewicht? Was war Ihr Maximalgewicht? Lassen Sie bitte zunächst die rechte Spalte frei.

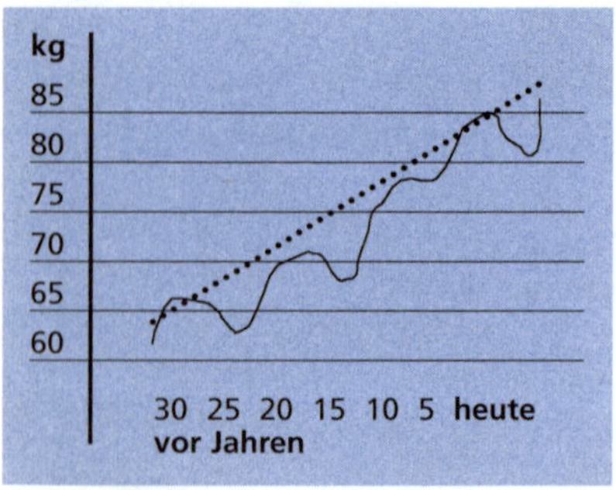

Am besten ist es, Sie beginnen bei „heute". Tragen Sie auf der nächsten Seite oben Ihr aktuelles Gewicht ein. Dann können Sie von heute an rückwärts (z.B. in 5-kg-Schritten) Ihre historische Gewichtskurve zeichnen.

Jetzt bitte ich Sie, aufgrund Ihrer Erfahrungen, die Sie gerade in der Gewichtskurve symbolisch aufgemalt haben, Ihren vermutlichen Gewichtsverlauf in die Zukunft zu planen. So, wie Sie meinen, daß sich Ihr Gewicht (ohne PfundsKur!) ins nächste Jahrtausend verändern würde. Dabei sollten Sie aber auf den Trend achten, den Ihre bisherige Kurve zeigt.

Minimalgewicht I__I__I__I kg   Maximalgewicht I__I__I__I kg

An dieser Stelle soll für heute das Thema „Gewicht und Gewichtsabnahme" beendet werden. Denken Sie darüber nach, was Sie sich zumuten wollen und können.

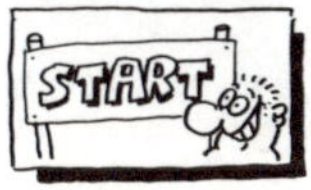

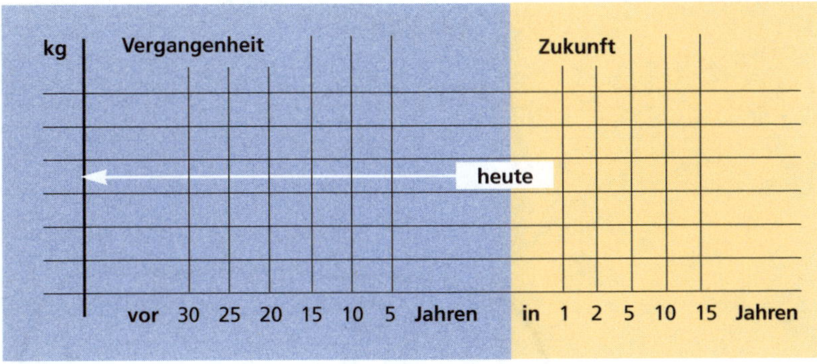

In der nächsten Woche werden Sie Ihr Ziel durch einen Test überprüfen. Und dann erst sollten Sie sich festlegen. In der kommenden Woche steht Ihr Eßverhalten ganz im Vordergrund. Ganz wichtig: Essen und trinken Sie weiterhin wie bisher!

Zur Vorbereitung der nächsten Woche

Führen Sie Ihr persönliches Ernährungstagebuch!

Am Ende dieses Buches finden Sie das Beiheft „Fettaugen-Diagnose". Es sollte Sie in der kommenden Woche ständig begleiten. Im ersten Teil ist ein Ernährungstagebuch für Sie vorbereitet. Alles, was Sie essen und trinken, wird als Strichliste in dieses Heft eingetragen.

Unser Tip: Machen Sie die Striche mit einem Bleistift, dann können Sie später dieses Ernährungstagebuch nochmals verwenden. Die Fotos helfen Ihnen, die verschiedenen Lebensmittel, Speisen und Getränke schnell zu finden. Dort sehen Sie, wie die Strichliste geführt wird. Bei „zusammengesetzten Speisen" tragen Sie einfach die einzelnen Komponenten ein. Bei einem Käsebrot z.B. eine Scheibe Brot, Butter für eine Scheibe und die entsprechende Menge an Käse, die Sie auf dem Brot haben. Je präsizer Sie notieren, umso zutreffender können Sie in der nächsten Woche Ihre Gewichtsabnahme planen. Die rechten blauen Randspalten lassen Sie einfach frei. Die benötigen Sie erst bei der Auswertung.

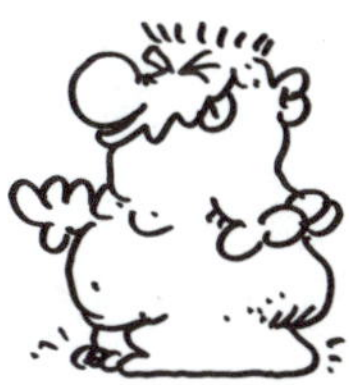

Von Dickmachern und Fitmachern

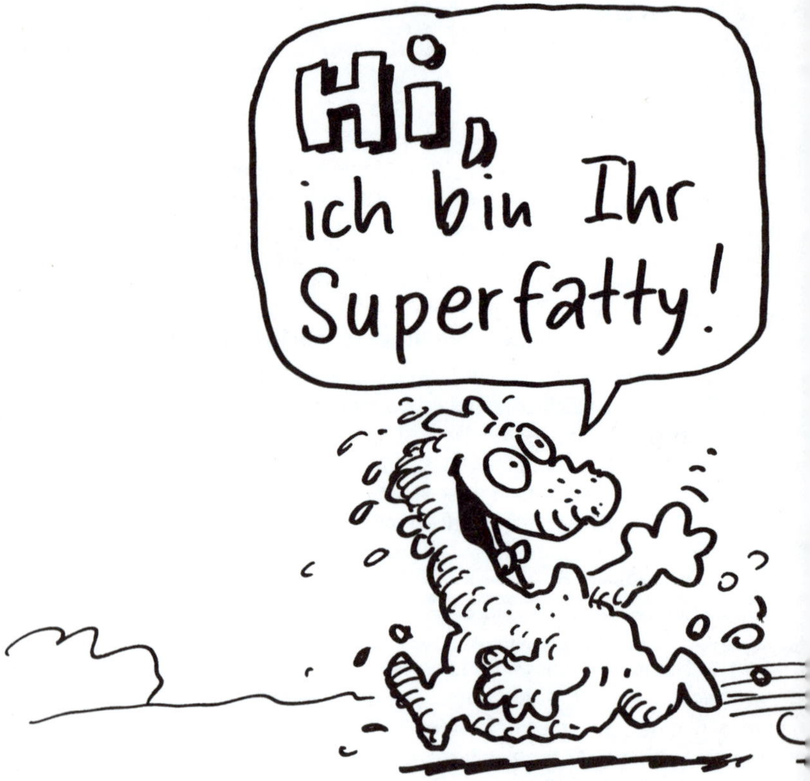

Der neue Eßtyptest der PfundsKur sagt Ihnen, was für ein Eßtyp Sie sind. Sie lernen Ihr Superfatty kennen und starten beschwingt mit Ihrer ersten Gewichtsabnahme – garantiert ohne Hunger. Die PfundsKur gibt Ihnen handfeste Anhaltspunkte, wie sich Ihr Gewicht in den kommenden Wochen verändern wird. Und wieviel Sie am Jahresende wiegen können.

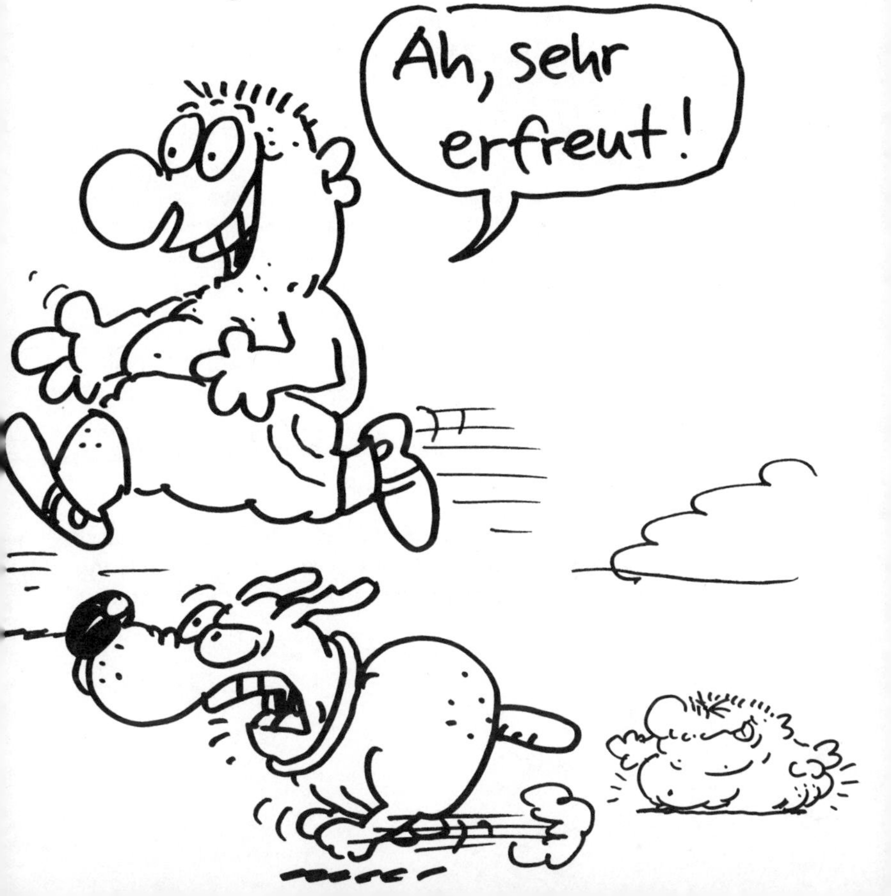

Dichtung oder Wahrheit?

Urteilen Sie selbst!

Nur Hungerkünstler haben Erfolg

Die einzige Kraft, die das Körperfett zur Schmelze bringt, ist der Hunger. Das klingt hart. Wer Schlankheit ohne Hungern verspricht, stellt die Wirklichkeit auf den Kopf. Nur durch rigorose Willensstärke, die sich dem Hunger immer wieder entgegenstellt, wird der Körper gezwungen, seinen Energiebedarf aus den Fettdepots abzubauen. Oft wird versprochen, daß man sich während der Gewichtsabnahme satt essen könne. Wie soll das funktionieren? Solange Nahrung den Weg in den Mund und damit in den Magen findet, denkt der Organismus nicht daran, auch nur ein einziges Gramm Fett zu verbrennen.

Millionen von Übergewichtigen bleibt also keine andere Wahl, als das Essen einzustellen und den Hunger wochenlang auszuhalten. Wer übergewichtig ist, hat mindestens 15 kg Fett zuviel. Davon läßt sich 100 Tage gut leben. Zur Zeit werden Methoden erforscht, um Menschen zu trainieren, den Hunger möglichst lange auszuhalten.

☐ **Ich glaube, das stimmt. Ohne Hunger kann man wirklich nicht abnehmen.**

☐ **Ich glaube, das ist falsch. Man kann auch ohne Hunger sein Gewicht normalisieren.**

☐ **Ich glaube, die Aussage ist einerseits richtig, andererseits falsch. Wer hungert, verliert naturgemäß an Gewicht, aber durch Hungerkuren erzwungene Gewichtsabnahmen sind nicht von Dauer.**

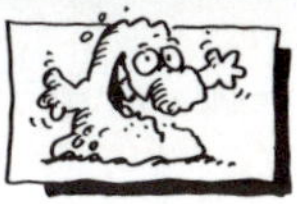

Der Teufel ist süß

Noch nie wurde in den westlichen Industrienationen so viel Zucker konsumiert wie heute. Das Resultat ist eindeutig: Immer mehr Menschen und immer mehr Kinder leiden an Übergewicht. Eine Spitzenstellung nehmen zuckersüße Getränke ein, die in jedem Liter über 100 g reinen, weißen Zucker in den Organismus fließen lassen.
Zucker ist heutzutage überall. Sogar in Senf und Ketchup sind die süßen Zuckerkalorien. Im Körper wird jedes Gramm Zucker durch den Stoffwechsel verarbeitet und in Fett umgewandelt. Die Pfunde, die dicke Bundesbürger belasten, resultieren aus der süßen Lust. 100 g Zucker liefern 400 Kalorien. Daraus gewinnt der Organismus 50 g Fett. In einem Jahr entsteht durch 100 g Zucker leicht eine Fettmasse von 18 kg, die man nicht mehr los wird.
Figurprobleme, die Menschen belasten, nehmen in der Zukkerdose ihren Anfang. Wer auf Zucker völlig verzichtet, braucht sich um seine Figur keine Sorgen zu machen.

☐ **Ich glaube, das ist völlig richtig.**

☐ **Ich glaube, das trifft ein bißchen zu.**

☐ **Ich glaube, das stimmt einfach nicht.**

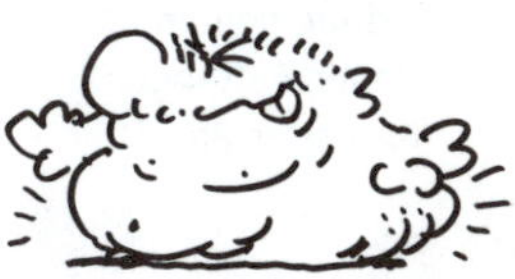

PfundsKur-Lektion 2:

Über Fett, Kohlenhydrate und Hunger

Es ist schon ein Glück, daß die Aussagen beider Texte im Grunde wirklich falsch sind, denn sonst hätten alle figurgeplagten Menschen erhebliche Probleme und kaum eine Chance, dauerhaft abzunehmen. In den vergangenen Jahrzehnten wurden dennoch diese Falschbotschaften immer wieder verbreitet, so daß viele Menschen auch heute noch fest daran glauben. Süß gilt nach wie vor als Inbegriff des Dickmachers. Und daß man ohne Hunger abnehmen kann, davon sind – aufgrund eigener Erfahrungen – auch die meisten nicht überzeugt. In dieser Woche müssen wir uns also gründlich mit diesen beiden wichtigen Themen befassen. Sie bilden sozusagen das Herzstück der PfundsKur, auf dem ihr Erfolg beruht.

Starten wir mit einem kleinen Exkurs in die Ernährungswissenschaft. Keine Angst, es wird nicht kompliziert. Es geht um die Nährstoffe, die den Körper mit Energie versorgen, damit alle Körperfunktionen, wie Herzschlag, Atmung, Stoffwechsel, aufrecht erhalten werden. Für die Muskelarbeit, also für alle körperlichen Aktivitäten, wird ebenfalls Energie benötigt. Schließlich hat auch unser Gehirn noch Bedarf an Energie, aber der Hunger nach Kalorien während der Denkarbeit ist vergleichsweise gering.

Resümee:
Als Dickmacher wurden sie verschrien, Kartoffeln, Nudeln, Reis, Zucker. Dabei sind die Kalorien aus Kohlenhydraten die einzigen Fitmacher, die nicht auf den Hüften landen. Bei der PfundsKur heißt es: satt essen und trotzdem abnehmen. Auf die gelben und blauen Fettaugen kommt es an.

Diese Energie schlummert in der Nahrung, ohne daß wir sie mit bloßem Auge erkennen können. Leider können wir die Energie auch nicht riechen oder schmecken. Darum bemerken wir auch nicht so recht, wieviel Nahrungsenergie wir bei einem Essen in den Körper einfüllen. Die Maßeinheit für die Nahrungsenergie ist die Kalorie (eigentlich Kilokalorie), die als „kcal" abgekürzt wird. Kalorien können wir auch nicht essen, genauso wenig, wie wir ein Kilogramm heben können. Hochheben lassen sich nur zehn Tafeln Schokolade oder vier Päckchen Butter. Das Gewicht ist immer an einen Gegenstand gebunden. Die Nahrungsenergie und damit die Kalorien sind an vier verschiedene Stoffe gebunden: Kohlenhy-

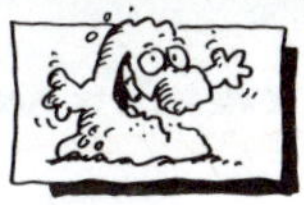

drate, Fett, Eiweiß und Alkohol. Den Alkohol lassen wir zunächst außen vor; ihn wollen wir nicht als sinnvollen Energielieferanten für den Organismus betrachten.

Kohlenhydrate stecken als Energiequelle in nahezu allen Pflanzenprodukten. Chemisch sind Kohlenhydrate aus Kohlenstoff, Sauerstoff und Wasserstoff zusammengesetzt. Sie entstehen durch die Photosynthese in den Pflanzen. Ein Gramm Kohlenhydrate enthält 4 kcal Energie. Stärke, wie in Getreide, Gemüse, Kartoffeln und Obst, aber auch alle Arten von Zucker, wie Frucht-, Trauben- und Haushaltszucker, sind Kohlenhydrate. Und die standen jahrzehntelang als die Dickmacher im Verdacht.

Es gibt verschiedene Quellen der Nahrungsenergie, doch eine wirkt nicht wie die andere. Auch nicht bei gleicher Menge an Kalorien.

Energiequelle oder Dickmacher?

Die Energiequelle Fett ist uns allen geläufiger, als die Kohlenhydrate. Jeder weiß, daß Öl, Butter, Margarine, Speck und Sahne fettreiche Lebensmittel sind. Fett vermittelt unseren deutschen Zungen Wohlgeschmack und unserem Organismus viel Energie: über 9 kcal in jedem Gramm Fett. Eiweiß ist normalerweise keine bevorzugte Energiequelle für den Körper, denn die mit der Nahrung aufgenommenen Eiweißbausteine braucht der Körper, um Gewebe und Zellen aufzubauen, sowie Enzyme und Hormone herzustellen. Eiweiß kann auch als Energiequelle genutzt werden, dann sprudeln 4 kcal aus jedem Gramm. Eiweißreiche Lebensmittel sind z.B. Fleisch, Fisch und Milchprodukte.

Lange Zeit galt, daß sich die aus diesen unterschiedlichen Energiequellen stammenden Kalorien wechselseitig vertreten können, so daß es eigentlich keine Rolle spielt, welche Kalorienart man dem Körper zuführt. Der Organismus verbrennt alle Kalorien gleich, so dachte man, und Überschüsse legt das geniale Fettspeicherprogramm Kalorie für Kalorie in die Fettcontainer für Notzeiten. Fazit: Kalorie ist Kalorie. Das stimmt aber nicht!

Das erkannten die Forscher erst vor wenigen Jahren, als sie in einem raffinierten Experiment verschiedene Nährstoffkonzentrate an Studenten „verfütterten", um die Reaktionen im Stoffwechsel zu messen. Bisher hatte

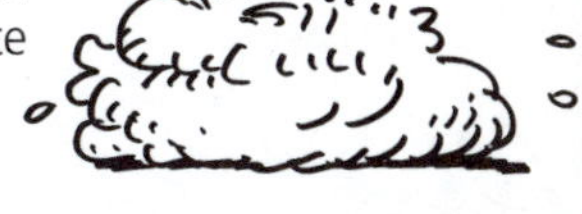

man sich auf Tierversuche mit Schweinen oder Ratten beschränkt, und diese Tests hatten immer gezeigt, daß diese Tiere mit Kohlenhydratkalorien schnell fett zu mästen sind. Kohlenhydrate baut der Organismus in Fett um und speichert es. Aber nicht beim Menschen.

Die armen Studenten, die einmal bergeweise Kohlenhydrate und dann wieder jede Menge Fett vertilgen mußten, stellten die Forscher vor ganz andere Ergebnisse, als man sie von Schwein und Ratte bisher kannte. Fett im Übermaß wird sofort und effektiv durch das Fettspeicherprogramm in die Fettzellen geschleust. Kohlenhydrate dagegen werden primär verbrannt, also als Energiequelle genutzt. Zunächst wird keine Kohlenhydratkalorie vom Organismus in Fett umgesetzt. Inzwischen sind diese Ergebnisse in weiteren Untersuchungen bestätigt worden.

Ein kleiner Wermutstropfen: Auch der Mensch kann Kohlenhydrate in Fett umwandeln. Doch erfreulicherweise springt dieser Umwandlungsprozeß erst an, wenn über mehrere Tage extrem große Mengen an Kohlenhydraten konsumiert werden. Die Schwelle, so stellten Forscher durch Versuche fest, liegt bei etwa 450 bis 500 g Kohlenhydrate täglich. Wohlgemerkt: 500 g Kohlenhydrate pur. Nur in Zucker sind reine Kohlenhydrate und sonst nichts. Andere Lebensmittel enthalten z.B. noch Wasser und Ballaststoffe.

Solche Unmengen ißt und trinkt man normalerweise selten. Daher können wir feststellen: Unter üblichen Verzehrbedingungen werden Kohlenhydrate beim Menschen nicht in Körperfett umgewandelt. Eine wichtige Erkenntnis! So kristallisiert sich schon heraus, nicht Kohlenhydrate, sondern das Fett ist der Beelzebub. Der Organismus packt sich jedes Gramm Fett, das nicht zur Energiegewinnung unbedingt benötigt wird, und transportiert es ohne große Verluste direkt in die Notreserven. Und die können nahezu beliebig vergrößert werden.

Das führt uns zu der zweiten wichtigen Erkenntnis: Die Speckröllchen, die so viel Kummer machen, sind keine umgewandelten Spaghetti oder Kartoffeln. Die

500 g Kohlenhydrate sind enthalten in:

30 kg Gurken
25 kg Blumenkohl
20 kg Tomaten
10 kg Möhren
4,5 kg Äpfel
3,5 kg Kartoffeln
3 kg Nudeln (gekocht)
2,3 kg Bananen
1 kg Gummibärchen
1 kg Roggenbrot

800 g Haferflocken
700 g Knäckebrot
750 g Konfitüre
650 g Honig

4,5 l Cola, Limonade
5 l Orangensaft

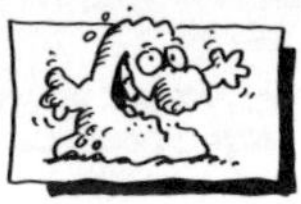

Fettpolster um die Hüften entstammen ausnahmslos dem Fett, das irgendwann einmal auf dem Teller gelegen hat und so gut schmeckte.

Der Körper wandelt Kohlenhydrate nicht in Fett, sondern in kurzfristig verfügbare Energie um.

Ausnahmslos? Ja, falls Sie nie Alkohol getrunken haben. Sonst könnte auch der Alkohol indirekt an der Fettvermehrung beteiligt sein. Wenn ein Mensch Alkohol trinkt (Energiequelle mit 7 kcal je Gramm), dann wird der Organismus gezwungen, diese Energiequelle sofort zu nutzen, denn wo sonst könnte er den Alkohol zwischenzeitlich ablegen? Es gibt im Körper keinen Speicherplatz, um Alkohol zu deponieren. Und solange der Alkohol als Energiequelle sprudelt, unterbleibt die Fettverbrennung. Daher der absolut sichere Tip für eine Gewichtszunahme: eine fettriefende Haxe verschmausen und hinterher mit viel Alkohol begießen, damit auch wirklich das gesamte Fett gespeichert wird. Der Bierbauch entsteht also nicht direkt aus dem kühlen Pils, sondern aus den Chips und Würstchen, die zum Bier gegessen wurden.

Alkohol ist kein Fett, aber unter dem Strich wirkt Alkohol auf das Gewicht wie Fett. Darum wird bei der PfundsKur der Alkohol auch wie Fett behandelt. Die „blauen Fettaugen" werden Sie noch kennenlernen.

Kaum war die Entdeckung des Unterschieds zwischen den Kohlenhydrat- und Fettkalorien in der Wissenschaft bekannt, folgten neue, aufschlußreiche Resultate aus vielen Studien, die weltweit dem Rätsel „Übergewicht" auf die Spur kommen wollten. In Göttingen fütterten wir mit den Verzehrangaben von 200.000 Menschen unsere Computer, die genau berechneten, wieviel Kalorien, Fett, Kohlenhydrate, Eiweiß und Alkohol die einzelnen Menschen konsumiert hatten. Eine Woche lang hatten sie alles genau aufgeschrieben. Genauso wie Sie es in der ersten Pfunds-Kur Woche gemacht haben.

Erstaunt stellten wir fest: Schlanke, mittel- und übergewichtige Menschen essen nicht unterschiedlich viele Kalorien. Es gibt nicht nur Normalgewichtige, sondern auch Übergewichtige, die vergleichsweise wenig Kalorien zu sich nehmen. Es ist ein weit verbreitetes Vorurteil, daß die „Dicken" überdurchschnittlich große Mengen an Kalorien verspeisen. Zählen Sie sich auch zu jenen, die immer schon gewußt haben, daß Übergewicht nicht „am vielen Essen" liegt?

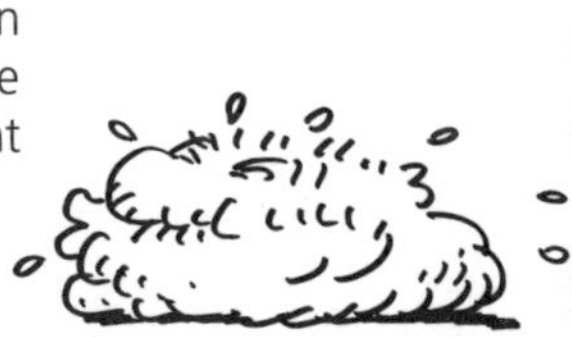

Zweites Ergebnis, noch erstaunlicher: Je höher das Gewicht der Menschen, umso mehr Fettkalorien fand der Computer in deren Essen. Und umgekehrt: Je geringer das Gewicht der Menschen, umso mehr Kohlenhydratkalorien wurden ausgemacht.

Übergewichtige essen mehr Fett.

Die genauen Ergebnisse: Menschen mit einem BMI um 30 verzehren etwa 50 Prozent ihrer Gesamtkalorien durch Fett! Dabei nehmen sie nur etwa 35 Prozent Kohlenhydratkalorien zu sich! Natürlich wissen Sie das selbst nicht, denn wer läßt sein Essen durch einen Computer berechnen. Intuitiv also greifen bestimmte Menschen mehr zu Fett und verschmähen Kohlenhydrate. Und genau diese Menschen klagen über Gewichtsprobleme. Manche Genetiker spekulieren bereits, ob die besondere Fettlust in den Erbanlagen verankert ist. Eine wirkliche Erklärung weiß heute noch niemand. Doch viele andere Studien, u.a. in Schottland, in Südafrika und in den USA, haben genau den gleichen Sachverhalt festgestellt.

Abnehmen und nach Belieben essen?

Wenn übergewichtige Menschen häufig behaupten, daß sie wenig essen, so kann man ihnen jetzt tatsächlich glauben. Es stimmt, daß jemand, der fettreich ißt, weniger auf dem Teller liegen hat als sein Nachbar, der kohlenhydratreich ißt. Stellen Sie sich einen Teller mit einer Bratwurst und ein paar Pommes mit Mayo vor. Das ist keine Riesenportion. Der Nachbar als Kohlenhydratliebhaber legt nun kaloriengleich auf seinen Teller: Eine Banane, drei Tomaten, vier Äpfel, vier Scheiben Brot und ein Schälchen Spaghetti. „Das kann doch keiner essen", werden Sie sagen. Und das stimmt. Das Beispiel sollte nur zeigen, wie unterschiedlich die Nahrungsmengen abhängig davon sind, wieviel Fett- oder Kohlenhydratkalorien die Lebensmittel enthalten.

Es stimmt, daß Übergewichtige nicht viel essen.

Schnell lieferte der klinische Praxistest an vielen Universitäten neue Erkenntnisse. Patienten, die abnehmen müssen, wurden immer nach Zufall in zwei Gruppen geteilt. Die erste Gruppe wurde besonders dazu angehalten, auf die Fettkalorien ein Auge zu werfen. Von den

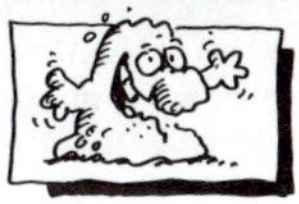

kohlenhydratreicheren Lebensmitteln, so sagte man ihnen, könnten sie nach Belieben essen. Die zweite Gruppe bekam die Aufgabe, die Kalorien zu zählen, auf dieselbe Art, wie so viele Millionen Menschen schon versucht haben, abzunehmen.

Alle diese Studien mit vielen hundert Patienten, die nach diesem Muster geplant und durchgeführt wurden, zeigten gleiche Resultate:

Wer seine Fettaufnahme normalisiert und Kohlenhydrate nach Belieben verzehrt,

- nimmt gut an Gewicht ab!
- bestätigt ausreichendes Sättigungsfühl!
- berichtet über angenehme Geschmackserfahrungen!
- fühlt sich in seiner Lebensqualität nicht beeinträchtigt!
- kann einmal abgenommenes Gewicht besser und länger halten!

Wer Kalorien zählt,

- nimmt zunächst ab,
- aber anschließend schnell wieder zu!
- klagt über Hunger!
- beschwert sich über mangelnden Geschmack!
- fühlt sich in seiner Lebensfreude eingeschränkt!

Das sind klare Ergebnisse, an denen heute keiner mehr ernsthaft zweifelt. Es hat ein wenig gedauert, bis sich die Botschaft von den Fett- und Kohlenhydratkalorien in Deutschland herumgesprochen hat. Als dieses Prinzip in einer früheren PfundsKur propagiert wurde, gab es noch viel Zweifel, Kritik und Protest. Auch von Experten. Doch inzwischen hat sich die Strategie der PfundsKur immer weiter durchgesetzt.

Tragen wir die Eckpfeiler der PfundsKur zusammen:

- Wer mehr Fett ißt als sein Organismus zur Energiegewinnung verbrennen kann, muß unweigerlich zunehmen. Fett ist der ideale Stoff für die Reservecontainer der (nie kommenden) Notzeit.

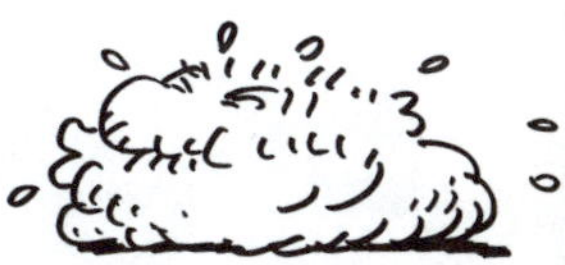

Die Eckpfeiler der PfundsKur, gestützt auf neueste Erkenntnisse aus der Ernährungsforschung.

- Kohlenhydrate werden üblicherweise nicht in Fett verwandelt und daher auch nicht in die Fettzellen eingebaut.
- Alkohol wird verbrannt, bremst aber die Fettverbrennung, wirkt daher per Saldo wie Fett.
- Kalorien pauschal über einen Kamm geschoren führen nicht zu einer langfristigen Gewichtsstabilisierung. Zudem fördert das Kalorienzählen Hunger, erfüllt nicht die Geschmackserwartungen und schränkt die Lebensfreude ein. Vorzeitiger Abbruch ist programmiert.

Woher kommt der Hunger?

Der Text „Nur Hungerkünstler haben Erfolg" von Seite 28 sollte uns noch etwas beschäftigen. Studien haben bewiesen, daß Patienten mit Kalorienzählen unter Hungerklagen abnehmen, auch wenn sie ihr Gewicht dann nicht halten können. Was steckt dahinter?

Auch hier spielen die Kohlenhydrate eine herausragende Rolle, denn sie entscheiden darüber mit, ob ein Mensch Hunger hat oder nicht. Unser Gehirn benötigt in Maßen Energie, damit die Hauptsteuerzentrale des Organismus die Steuerungsbefehle richtig aussenden kann. Unser Gehirn ist ein sehr wählerischer Esser, fast wie der Panda-Bär, der sich ausnahmslos nur von Eukalyptusblättern ernährt. Das Menschenhirn verzehrt nur Glukose – auf Deutsch: Traubenzucker. Keine Angst, Sie müssen nun nicht pausenlos Traubenzucker essen, um ihr Hirn zu nähren. Alle Kohlenhydrate, ob aus Kartoffeln, Vollkornbrot oder Haushaltszucker, gehen aus dem Darm als Glukose ins Blut über. Der Blutzucker ist somit von der Sorte „Traubenzucker", der den Appetit des Gehirns stillt.

Das Gehirn ernährt sich nur von Traubenzucker.

Also sollte immer genug Glukose zur Hand sein, damit das Denken nicht erlahmt, was mancher feststellt, wenn der Blutzuckerspiegel in den Keller geht. Das genau ist aber das Problem. Menschen tragen keine übermäßig großen Speicher für Glukose bei sich. Vor allem in der Leber ist ein kleiner Energievorrat an Koh-

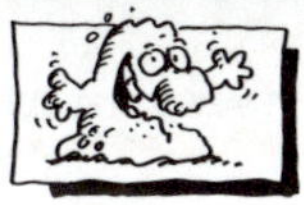

lenhydraten in Form von Glykogen. Nur 300 bis maximal 400 g Kohlenhydrate liegen dort, wenn der Speicher voll ist. Das ist ein Energievorrat von kaum mehr als 1500 Kalorien, die schnell entspeichert sind, wenn noch die Muskeln betätigt werden, die sich auch ihre Energie aus der Leber servieren lassen.

Die Kohlenhydratspeicher sind winzig – im Vergleich zu den Fettspeichern.

Damit kein Unheil passiert und die Kohlenhydratreserven nicht unversehens leer werden, ist im Gehirn eine Tankanzeige installiert. Schließlich ist das Gehirn selbst ja völlig auf diesen Nachschub angewiesen. Die Wirkung dieser Tankanzeige kennt jeder Mensch aus täglicher Erfahrung. Die unmißverständlichen Signale erleben wir als Hungergefühl oder Sättigung. Bevor also das Drama eintritt, daß die Glukose versiegt, erleidet der Mensch großen Hunger, damit er motiviert wird, für Nachschub zu sorgen. Ehe die Speicher überlaufen, kommt zur rechten Zeit die Sättigung, die das Nachtanken beendet.

Stellen wir uns jetzt einen Menschen mit Bärenhunger vor. Klar, seine Kohlenhydratdepots sind „auf Reserve", die Zentrale schlägt Alarm. Nun stillt dieser Mensch seinen Hunger mit Pommes „rot/weiß". Der Magen ist voll, der Mensch ist zunächst satt. Doch das Gehirn wird unruhig, denn die paar Kohlenhydratkalorien in den Pommes und im Ketchup haben den Glukosevorrat in der Leber kaum erhöht. Ist der Magen etwas entleert, wird sich die Hauptsteuerzentrale „da oben" erneut melden, denn es fehlt an der richtigen Nahrung.

Warum das Kalorienzählen keinen Sinn hat

Wer sich mit 1000 Pauschalkalorien kasteit, wird von „da oben" ständig gequält. Denn halbe Kartoffeln, eine halbe Scheibe Brot und ein halber Apfel – typisch für FdH – halbieren auch die Kohlenhydratmenge. Folge: Hunger entwickelt sich zum unliebsamen Diätbegleiter. Außerdem nehmen die Kalorienzähldiäten jede Menge Essen vom Teller. Da bleibt nicht mehr viel liegen, wenn auch Kohlenhydratkalorien, die nicht einmal fett machen, halbiert werden. Aber gerade das kurzfristige Sättigungsgefühl im Magen wird durch die Nahrungsmenge ins

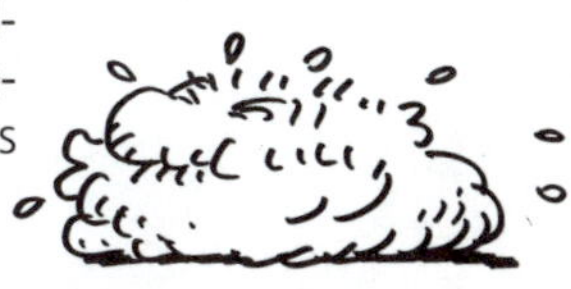

So kann die Pfunds-Kur-Empfehlung nur ganz eindeutig lauten: Fett normalisiert essen, dazu eher mehr als weniger Kohlenhydrate.

Leben gerufen. Jetzt rundet sich das Bild von den inneren Vorgängen ab, die wir als Esser immer schon an uns selbst beobachten konnten: Die Kohlenhydratspeicher des Menschen sind nicht sehr aufnahmefähig. Permanenter Nachschub ist notwendig. Hunger verlangt nach Kohlenhydraten und nicht nach Fett, denn Fett ist keine Hirnnahrung. Fett macht nur kurz, aber nicht langfristig satt. Kalorien pauschal kappen heißt: Der Körper bekommt weniger Kohlenhydrate, bald stellt sich wieder Hunger ein. Kalorien pauschal kappen heißt: Die Essensmenge wird weniger und man wird nicht richtig satt.

Fettaugen als anschauliche Maßeinheit

Weil das Fett in der Ernährung eine so wichtige Rolle spielt, gibt es in der PfundsKur einen speziellen Namen für eine bestimmte Menge Fett. Wir in der PfundsKur haben die „Fettaugen" im Auge, damit das Fett im Essen nicht außer Kontrolle gerät.

Ein Fettauge sind ungefähr 3 g Fett. Wir wollen nämlich nicht übertreiben und ganz pingelig jedes einzelne Gramm Fett zählen. Mit unseren Fettaugen können wir die Tagesmengen gut im Kopf behalten.

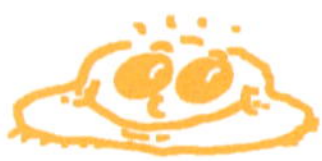

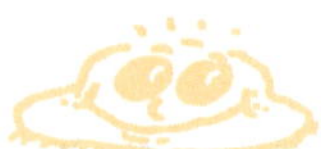

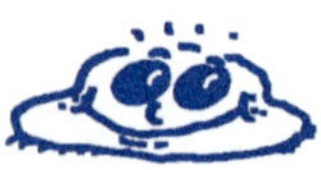

Das Symbol (links) steht für das Fettauge. Manchmal ist die Farbe so richtig goldgelb, manchmal ist sie eher zitronengelb. Das goldgelbe Fettauge bezeichnet eher harmloses Fett, das zitronengelbe Fettauge eher Fett, das für die Gesundheit nicht so förderlich ist. Aber diese Details besprechen wir noch.

Beim Alkohol hatten wir festgestellt, daß die darin enthaltenen Kalorien im Endeffekt so wirken wie Fettkalorien, denn solange Alkohol im Körper als Energiequelle zur Verfügung steht, findet keine Fettverbrennung statt. Alles Fett wird in die Zellen geschleust. Darum hat die PfundsKur jetzt noch das „blaue Fettauge" erfunden, damit Sie den Alkohol in Ihre Fettaugenbilanz gleich ganz einfach einbeziehen können.

Was konkret fettnormalisiert heißt, und wie freizügig Sie mit welchen Kohlenhydraten umgehen können, das klären wir gleich. Denn Sie haben jetzt eine Woche lang

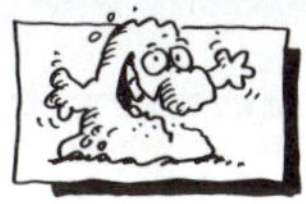

notiert, was Sie gegessen und getrunken haben. Auf dieser Basis bauen wir auf und entwickeln Ihren persönlichen Plan für mehr Lust auf Leben.

Die Trainingsaufgaben der zweiten Woche

Erste Aufgabe: Super-Fatty bestimmen

Sie haben im Ernährungstagebuch eine Strichliste für alle Lebensmittel und Getränke geführt, die Sie in der vergangenen Woche gegessen bzw. getrunken haben. Der erste Schritt besteht jetzt darin, die Striche für jedes Lebensmittel zusammenzuzählen und die Summe in die beiden Kästchen in der gelben Spalte einzusetzen – wie im Beispiel Seite 1 im Beiheft „Fettaugen-Diagnose".

Im zweiten Schritt multiplizieren Sie diese Summe bei jedem Lebensmittel mit der Ziffer, die hinter diesem Kästchen angegeben ist. Sie werden es schon vermutet haben, diese Ziffer ist der Fettfaktor, der mit der Anzahl der Portionen malgenommen schließlich die Anzahl der Fettaugen ergibt. Das Ergebnis, also die Fettaugen, schreiben Sie bitte in das rechte Kästchen.
Im dritten Schritt zählen Sie nun diese Summen auf jeder Seite zusammen und tragen das Ergebnis in die unteren Kästchen auf jeder Seite ein. Falls zur Hand, wird Ihnen ein Taschenrechner die Arbeit erleichtern.

Damit haben Sie Ihr Ernährungstagebuch bereits fast ausgewertet. Bevor Sie aber die Seitenergebnisse zusammenzählen, schauen Sie sich bitte an, welches Lebensmittel die meisten Fettaugen bekommen hat. Haben zwei oder drei Lebensmittel eine gleiche Punktzahl, dann tragen Sie bitte alle Spitzenreiter ein, denn dann haben Sie nicht nur ein Super-Fatty, sondern zwei oder drei Super-Fatties.

Notieren Sie hier das oder die Lebensmittel:
Mein Super-Fatty ist:/Meine Super-Fatties sind:

____

mit I__I__I Fettaugen pro Woche.

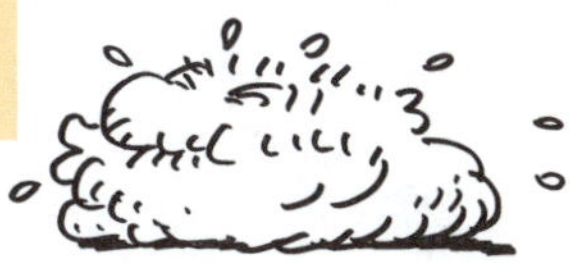

Damit kennen Sie Ihre persönlichen Spitzenreiter, die in Ihrer Ernährung das meiste Fett einbringen. Schauen Sie sich Ihr Tagebuch mit den ausgerechneten Fettaugen in Ruhe durch. Sie erkennen so auf den ersten Blick, welche Fettquellen bei Ihnen besonders intensiv sprudeln. Das Super-Fatty behalten wir im Auge, denn darum geht es in der nächsten Woche.

Zweite Aufgabe: Fettaugenanalyse für eine Woche

Ihre im Beiheft ermittelten Fettaugen:

Seite 2	I__I__I	**Seite 12**	I__I__I
Seite 3	I__I__I	**Seite 13**	I__I__I
Seite 4	I__I__I	**Seite 14**	I__I__I
Seite 5	I__I__I	**Seite 15**	I__I__I
Seite 6	I__I__I	**Seite 16**	I__I__I
Seite 7	I__I__I	**Seite 17**	I__I__I
Seite 8	I__I__I	**Seite 18**	I__I__I
Seite 9	I__I__I	**Seite 19**	I__I__I
Seite 10	I__I__I	**Seite 20**	I__I__I
Seite 11	I__I__I		

Gesamtsumme: I__I__I__I

geteilt durch 7

= I__I__I Fettaugen pro Tag.

Links in die Kästen übertragen Sie nun bitte alle Zwischenergebnisse, die Sie für jede Seite in Ihrem Ernährungstagebuch ausgerechnet haben. Seite für Seite, wie angegeben.

Fertig? Bitte überprüfen Sie einmal diese Rechnung, denn es wäre fatal, wenn sich hier ein Rechenfehler eingeschlichen hätte, der Sie in die Irre führt. Im nächsten Schritt zählen Sie alle diese Fettaugensummen von allen Seiten zusammen. Das ergibt dann die Gesamtsumme an Fettaugen, die Sie in der vergangenen Woche gegessen und getrunken haben. Stimmt die Gesamtsumme? Dann teilen Sie bitte die Gesamtsumme durch sieben, denn Sie haben sieben Tage Ihr Ernährungstagebuch ausgefüllt.

Wenn Sie aus bestimmten Gründen nur sechs oder fünf Tage Buch geführt haben, dann müssen Sie die Gesamtsumme entsprechend durch diese Anzahl Tage teilen. So, das ist geschafft. Jetzt wissen Sie etwas über sich, was die allermeisten Menschen von

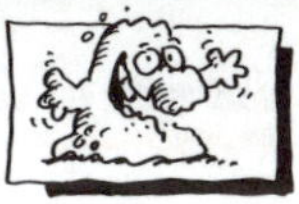

sich nicht wissen: wieviel Fett Sie normalerweise essen. Was Sie ausgerechnet haben, sind die Fettaugen, die Sie durchschnittlich in der Woche essen. Und vielleicht auch trinken, falls Sie ein paar blaue Fettaugen hatten. Diese Basisfettaugen werden Sie noch brauchen. Darum schreiben Sie sie hier nochmals groß in die Kästchen:

Meine Basisfettaugen liegen bei

I__I__I Fettaugen pro Tag.

Damit ist diese Analyse Ihres Ernährungstagebuches beendet. Ich hoffe, es hat Ihnen Spaß gemacht und auch ein paar neue Einsichten gebracht. Damit Sie Ihre Basisfettaugen schon einmal bewerten können, hier eine Information. Die Fettaugen multipliziert mit drei ergeben die Fettmenge in Gramm, die Sie aufgenommen haben, inklusive des umgerechneten Alkohols, wenn blaue Fettaugen (siehe Seite 38 und 49) dabei waren.

Dritte Aufgabe: Welcher Eßtyp bin ich?

In Deutschland werden pro Tag und Person etwa 120 g Fett verzehrt. Sie können jetzt beurteilen, wie Sie mit Ihrem Fettverzehr liegen. Aber darüber sprechen wir in der nächsten Woche ausführlicher. Heute geht es zunächst um Ihr Super-Fatty: um das Lebensmittel mit den meisten Fettaugen.

Haben Sie Lust, noch etwas über sich zu erfahren? Füllen Sie jetzt den Eßtyptest aus. Ganz spontan, ohne lange nachzudenken. Oft ist es schwierig, sich festzulegen. Überlegen Sie dann, ob die Aussage eher zutrifft oder eher nicht zutrifft. Sie sollten alle Aussagen ankreuzen.

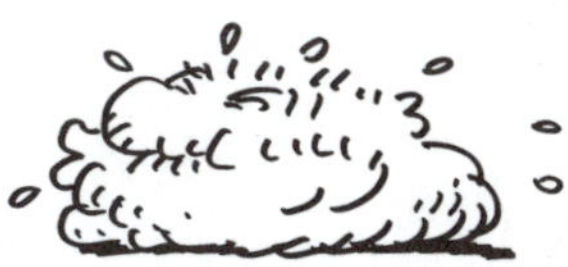

Eßtyptest

	ja	nein
• Für ein Spitzenessen zahle ich gerne auch mal einen Spitzenpreis.	☐ A	☐ G
• Ich achte sehr darauf, ausreichend Vitamine zu bekommen.	☐ B	☐ G
• Pizza, Hamburger und Imbißgerichte esse ich gerne.	☐ C	☐ G
• Oft habe ich richtig Heißhunger.	☐ D	☐ G
• Meistens esse ich weniger, als ich Appetit habe.	☐ E	☐ G
• Biokost halte ich für richtig gesund.	☐ F	☐ G
• Ich esse besonders viel und oft Gemüse.	☐ B	☐ G
• Zum Eßgenuß zählt für mich der schön gedeckte Tisch.	☐ A	☐ G
• Streß steigert bei mir den Appetit.	☐ D	☐ G
• Hausmannskost ist mir noch am liebsten.	☐ C	☐ G
• Industriekost meide ich, so gut es geht.	☐ F	☐ G
• Tagsüber denke ich zu oft ans Essen.	☐ E	☐ G
• Ich mache mir um die Qualität unserer Lebensmittel Sorgen.	☐ F	☐ G
• Eine Gewichtszunahme ist für mich eine große Bedrohung.	☐ E	☐ G
• Ohne Wurst und Fleisch könnte ich schlecht leben.	☐ C	☐ G
• Ich achte darauf, nicht zuviel Fett zu essen.	☐ B	☐ G
• Genußvoll essen ist für mich ein wichtiger Lebensinhalt.	☐ A	☐ G
• Ich probiere sehr gerne neue Speisen aus.	☐ A	☐ G
• Ich halte meine Ernährung für recht ausgewogen und gesund.	☐ B	☐ G
• Ich freue mich immer, wenn Essen preiswert ist.	☐ C	☐ G
• Ich kann schlecht Reste auf dem Teller liegen lassen.	☐ D	☐ G
• Ich weiß oft nicht, welche Lebensmittel man noch essen kann.	☐ F	☐ G
• Eine gesunde Ernährung ist für mich besonders wichtig.	☐ F	☐ G
• Ich versuche meist, wenig Kalorien zu essen.	☐ E	☐ G
• Essen ist bei mir wie das Spiegelbild meiner Seele.	☐ E	☐ G

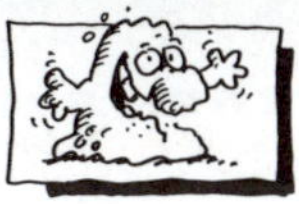

	ja	nein
Ich hatte schon oft gute Vorsätze, was das Essen angeht.	☐ D	☐ G
Mir ist egal, was im Essen ist. Hauptsache, es schmeckt.	☐ C	☐ G
Ich glaube, daß man sich heute recht gesund ernähren kann.	☐ B	☐ G
Fertigkost ist eine tolle Erfindung.	☐ C	☐ G
Ich esse oft ohne Hunger und ohne Appetit.	☐ E	☐ G
Irgendwie macht die moderne Ernährung uns krank.	☐ F	☐ G
Von einem richtig guten Essen könnte ich tagelang erzählen.	☐ A	☐ G
Milch und Milchprodukte nehme ich eigentlich täglich zu mir.	☐ B	☐ G
Ich halte mich eher für einen Feinschmecker.	☐ A	☐ G
Manchmal esse ich wie aus einem inneren Zwang.	☐ D	☐ G
Ich versuche eigentlich, Süßigkeiten zu meiden.	☐ E	☐ G
Weißmehl und weißer Zucker bedrohen die Gesundheit.	☐ F	☐ G
Ich esse längst nicht alles, worauf ich Appetit habe.	☐ E	☐ G
Wenn ich z.B. Schokolade angebrochen habe, muß ich sie aufessen.	☐ D	☐ G
Auf „Sättigungsbeilagen" kann ich gut verzichten.	☐ C	☐ G
Gesund und genußvoll essen ist kein Widerspruch.	☐ B	☐ G
Essen kann ich vor allem in Gesellschaft so richtig genießen.	☐ A	☐ G
Ich esse täglich mindestens ein Stück Obst.	☐ B	☐ G
Nachts überkommt mich gelegentlich ein Eßanfall.	☐ D	☐ G
Früher war die Nahrung noch natürlich und gesund.	☐ F	☐ G
Manchmal schalte ich das Denken aus und esse alles in mich hinein.	☐ D	☐ G
Das wichtigste beim Essen ist, daß ich satt werde.	☐ C	☐ G
Beim Essen bin ich sehr wählerisch.	☐ A	☐ G

Die Auswertung des Eßtyptests

Wenn Sie alle Aussagen angekreuzt haben, zählen Sie bitte, wie oft Sie Ihr Kreuz bei den Buchstaben A bis G gemacht haben. Die Summen schreiben Sie bitte in die dafür vorgesehenen Kästchen.

A	B	C	D	E	F	G

Haben Sie bei G mehr als 30 Punkte? Dann sind Sie ein ganz unproblematischer Esser, dem das Essen selbst keine Schwierigkeiten macht, aber für den Essen auch keinen großen Stellenwert im Leben einnimmt. Sie werden die PfundsKur ohne Probleme meistern.

A=I__I__I B=I__I__I C=I__I__I D=I__I__I E=I__I__I F=I__I__I

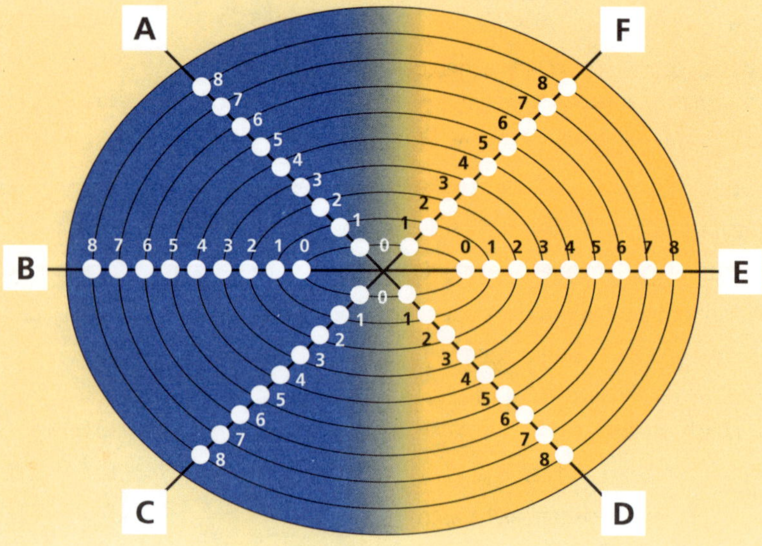

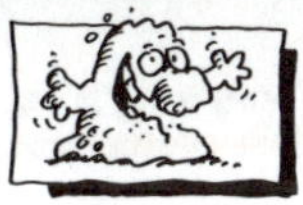

Jetzt erstellen Sie Ihr persönliches Profil. Kreuzen Sie in der Ellipse die Punktzahlen an, die Sie bei den einzelnen Buchstaben gesammelt haben. Dann verbinden Sie die angekreuzten Punktzahlen. Es entsteht dadurch Ihr Eßtyp-Profil.

Ihre Figur ist überwiegend blau:
Sie essen mit Genuß, Spaß und Freude, lassen sich wenig irritieren. Sie denken aber auch an Ihre Gesundheit. Je größer die blaue Fläche in Ihrem Profil ist, umso leichter wird Ihnen das Abnehmen fallen, denn die PfundsKur ist geradezu für Menschen gemacht, die gerne essen. Sie werden guten Erfolg haben, wenn Sie Schritt für Schritt die Wochenaufgaben durchführen.

Ihre Figur ist überwiegend orange:
Je größer die orange Fläche in Ihrem Profil ist, umso mehr ergeben sich bei Ihnen mit dem Essen kleine und größere Schwierigkeiten. Die PfundsKur wird Ihnen einen lockeren Umgang mit dem Essen vermitteln, denn zur Zeit setzen Sie sich zu sehr unter Erfolgsdruck. Dabei leidet der Eßgenuß, den Sie neu entdecken können. Ohne schlechtes Gewissen. Planen Sie Ihre Ziele sorgfältig, damit Sie sich nicht überfordern.

Ihre Figur enthält etwa soviel orange, wie blau:
Sie stehen zwischen den Welten als genußvoller Esser und vorsichtiger Ratgeber, der sich beim Essen noch stärker kontrollieren und steuern will. Gehen Sie spontan an die PfundsKur-Aufgaben heran. Mildern Sie Ihre Ansprüche, genießen Sie Ihre Mahlzeiten. Die PfundsKur sorgt für ein gesundes Essen, mit dem Sie abnehmen können. Ohne Druck und Überforderung.

Sie haben jeweils fünf und mehr Punkte gesammelt,
- bei A: Sie sind schlichtweg ein Genießer! Weiter so und etwas auf die Fettaugen achten!
- bei B: Gut so, Sie genießen gesund! Gönnen Sie sich mehr Erlebnis beim Essen!

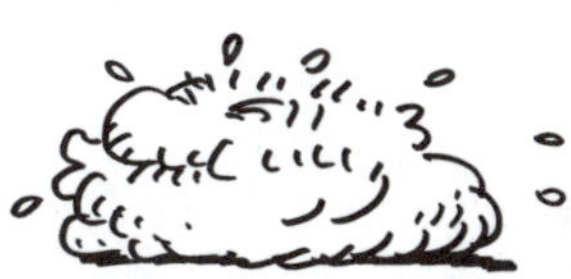

- bei C: Sie nehmen das Essen von der praktischen Seite. Okay.
- bei D: Sie dürfen nicht mehr hungern! Entdecken Sie die Kohlenhydrate.
- bei E: Sie setzen sich zu stark unter Druck! Gehen Sie fair mit sich um, dann geht's besser.
- bei F: Sie sind sehr kritisch und bewußt, was das Essen angeht. Unsere Nahrung ist besser, als Sie denken! Unser Tip: gelassener essen.

Haben Sie sich wiedererkannt?

Vierte Aufgabe: Setzen Sie Ihr Gewichtsziel!

Wieviel will und wieviel kann ich abnehmen? Das sind zwei ganz wichtige Fragen. Die meisten Menschen mit Gewichtsproblemen wollen – so zeigen Befragungen – mehr als 35 Prozent ihres Gewichts verlieren! Ein so unrealistisches Ziel muß mit einem Mißerfolg enden.

Wichtig ist, wieviel Sie in diesem Jahr abnehmen können. Das kommt auf Ihre Situation an. Auf Ihr Ausgangsgewicht. Auf Ihr Ernährungsverhalten. Hier ein grober Anhaltswert. Suchen Sie die Zeile mit Ihrem Body-Mass-Index und die Spalte mit Ihren Fettaugen. Im Kreuzungspunkt von Zeile und Spalte lesen Sie unseren Vorschlag für Ihre Gewichtsabnahme in Kilogramm.

BMI/Fettaugentabelle:	Basisfettaugen der ersten Woche				
Ihr BMI liegt	unter 20	20 bis 25	26 bis 30	31 bis 40	über 40
unter 22	0	0	1	2	2
22 bis 27	1	2	3	4	5
28 bis 33	2	4	5	6	7
34 bis 38	3	5	7	9	11
über 39	5	9	11	13	15

Sie haben Ihren Abnahmevorschlag gefunden? Dann können Sie noch etwas hinzufügen oder abziehen, je nachdem, wieviele Diäten Sie hinter sich haben.

Wenn Sie heute schon wissen, daß Sie in Zukunft mehr Sport treiben oder sich deutlich mehr bewegen wollen,

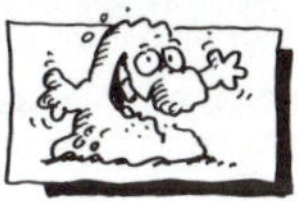

zu Fuß, im Wasser, auf dem Fahrrad, dann können Sie Ihr Ziel durchaus noch etwas höher schrauben. Wenn Übergewicht bei Ihnen „in der Familie liegt" (wir sprechen in der nächsten Woche darüber), dann raten wir Ihnen, bei der Zielsetzung etwas vorsichtiger zu sein.

Unsere diätenabhängige Empfehlung zu Ihrem Gewichtsziel:

	keine Diät	1 bis 3 Diäten	mehr als 3 Diäten
als Frau	0 kg	–1 kg	–2 kg
als Mann	+2 kg	+1 kg	0 kg

Zur Vorbereitung der nächsten Woche

In der vergangenen Woche haben Sie überlegt, wie sich Ihr Gewicht in Ihrem Leben verändert hat. Sie haben auch eine Zukunftsprognose abgegeben, die Ihren möglichen Gewichtsverlauf anzeigt, wenn Sie nicht bei der PfundsKur mitmachen würden. Sie haben sicher auch überlegt, welches Gewicht Sie sich wünschen. Jedes Kilogramm, das sich dauerhaft nicht nach oben, sondern nach unten bewegt, ist bereits ein Erfolg. Einverstanden? Unser Vorschlag hat Ihnen einen Hinweis gegeben, was für Sie als Zielabnahme realistisch ist. Doch die Entscheidung liegt bei Ihnen.

Setzen Sie sich zwei Ziele:

- Abnahme bis zum PfundsKur-Ende, also in knapp zehn Wochen,
- Abnahme bis zum Ende dieses Jahrtausends, also bis Silvester in zehn Monaten.

Entscheiden Sie:

Während der PfundsKur werde ich I__I__I kg abnehmen! Bis Silvester werde ich I__I__I kg abnehmen!

Muten Sie sich nicht zuviel zu. Zu hoch gesteckte Ziele programmieren Mißerfolg und Frust. Lieber realistisch bleiben. Außerdem ist es immer viel angenehmer, auf dem Weg des Abnehmens sein Ziel aufgrund des Erfolgs noch etwas höher zu setzen, anstatt es nach unten korrigieren zu müssen.

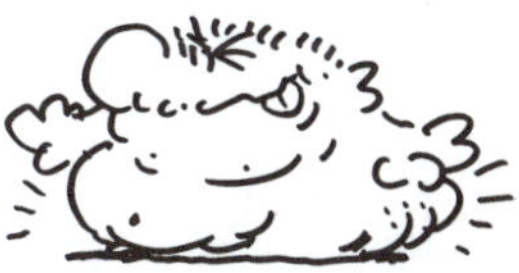

In der Wissenschaft gilt eine Gewichtsabnahme von 5 bis 10 Prozent, bezogen auf das Ausgangsgewicht als sehr guter Erfolg! Ein Kilogramm im Monat ist ebenfalls eine gute Leistung!

Halbieren Sie Ihr Super-Fatty!

Eßverhalten kann nur in kleinen Schritten verändert werden. Darum diese vielleicht sehr einfach klingende Trainingsaufgabe für die kommende Woche. Sie haben eben Ihr Super-Fatty, also den Spitzenreiter Ihrer Fettaugen bestimmt. Halbieren Sie die Fettaugen! Nehmen Sie weniger von Ihrem Super-Fatty oder essen Sie es einfach seltener. Vielleicht fällt Ihnen auch ein guter Ersatz für Ihr Super-Fatty ein, der nicht soviel Fettaugen hat. Denken Sie auch an fettreduzierte Produkte. Damit Sie immer wissen, ob Sie Ihr Ziel in der nächsten Woche schaffen, notieren Sie den Verzehr Ihres Super-Fatties in der Strichliste links unten.

Übrigens: Wenn Sie mehrere punktgleiche Super-Fatties hatten, dann versuchen sie ebenfalls die Fettaugenzahl der beiden oder der drei Spitzenreiter zu halbieren. Das ist dann schon etwas schwieriger. Sie können sich aber auch auf ein Lebensmittel konzentrieren, wenn Sie es sich nicht zu schwer machen wollen.

Mein Super-Fatty heißt:

____

Meine Super-Fatties heißen:

____

Mein Ziel ist: I__I__I Striche!

Strichliste für eine Woche:

____

Anzahl Striche: I__I__I

Neu in der PfundsKur 2000: Verschiedenfarbige Fettaugen

Was die Figur angeht, da ist Fettauge gleich Fettauge. Jedes Fettauge steht für 3 g Fett. In gesundheitlicher Hinsicht ist Fett nicht gleich Fett. Es gibt bestimmte Fettsäuren, wie etwa Linolensäure, die lebensnotwendig sind, weil der Körper diese speziellen Fette nicht selbst produzieren kann. Täglich sollten 10 g dieser lebenswichtigen

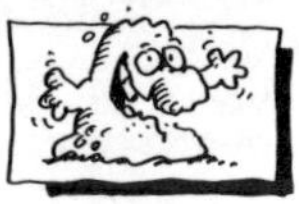

(mehrfach ungesättigten) Fettsäuren aufgenommen werden. Eine fettfreie Ernährung ist also ungesund.

Die von den Experten „gesättigte Fettsäuren" genannten Fette erhöhen den Cholesterinspiegel im Blut. Eine positive Mittelstellung haben die „einfach ungesättigten Fettsäuren", ihr bekannter und zugleich sehr schmackhafter Vertreter ist das Olivenöl. Diese Sorte Fettsäure ist zwar nicht lebensnotwendig, aber sie wirkt im Organismus sehr positiv, weil sie – umgekehrt zu den gesättigten Fettsäuren – den Cholesterinspiegel eher nach unten treibt. Der Tip der Deutschen Gesellschaft für Ernährung: Je ein Drittel des Gesamtfettes sollte auf die drei Fettsorten entfallen. Aber wer weiß schon, wann ein Drittel von jeder Fettsäure erreicht ist. Hier sorgt die PfundsKur mit den zitronengelben und goldgelben Fettaugen für Durchblick. Lebensmittel mit zitronengelben Fettaugen enthalten eher größere Mengen an gesättigten Fetten. Größere Mengen an ernährungsphysiologisch günstigen Fettsäuren werden mit goldgelben Fettaugen bepunktet. Einfacher geht es nicht.

Sie wählen Ihre Lebensmittel und Speisen. Und wenn Sie nicht nur die Fettaugen insgesamt zählen, sondern darauf achten, etwa die Hälfte davon als goldgelbe Fettaugen zu essen, dann sparen Sie nicht nur Fett ein, sondern ernähren sich zusätzlich mit den positiven Fetten, die Ihrem Körper besonders guttun.

Goldgelbe Fettaugen sind in zweifacher Hinsicht günstig. Sie stehen für relativ weniger Fett und außerdem für das günstigere Fett. Sie brauchen also nur noch auf die Farbe zu achten, die wir im Beiheft „Fettaugen-Diagnose" den Lebensmitteln zugeordnet haben. Die ernährungswissenschaftliche Beurteilung haben Vivian Angres und Birgit Mensing für Sie übernommen.

Die blauen Fettaugen stehen für die Alkoholenergie, weil Alkohol die Fettverbrennung unterdrückt. Wenn Sie 10 g Alkohol zu sich nehmen (z.B. in einem Glas Bier), wirkt das daher so, als hätten Sie zwei Fettaugen konsumiert. Da Alkohol aber weder Fett, noch bestimmte Fettsäuren liefert, sind die Fettaugen blau.

Zitronengelbe Fettaugen stehen für gesättigte Fettsäuren.

Goldgelbe Fettaugen bezeichnen die gesünderen ungesättigten Fettsäuren.

Blaue Fettaugen signalisieren die Gefahr des Alkohols für die Figur.

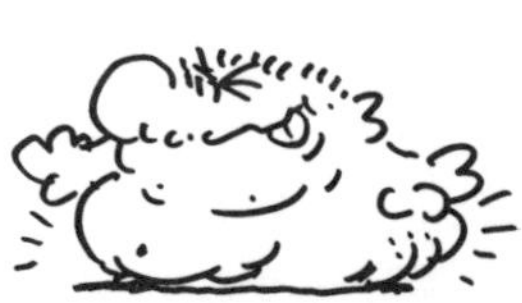

Spielraum für die Figur trotz erblichem Übergewicht

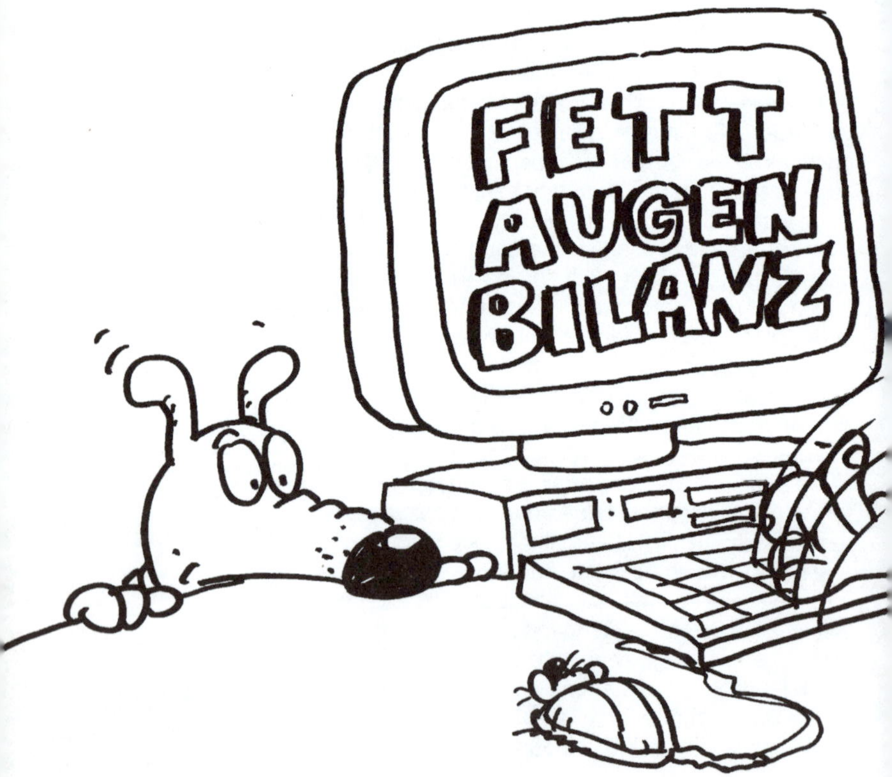

Jetzt geht es ran an die Pfunde. Mit Ihrer Fettaugenbilanz, die Ihnen Kredite und Guthaben einräumt, programmieren Sie Ihre Abnahme. Die PfundsKur-Austauschliste zeigt Ihnen, wie einfach Sie durch andere Lebensmittel Ihre Fettaugenbilanz im Griff behalten. Für mehr Gesundheit beim Essen.

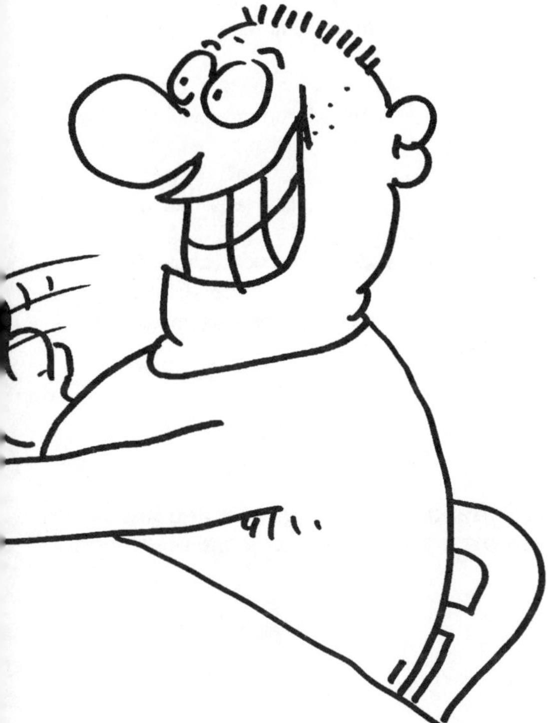

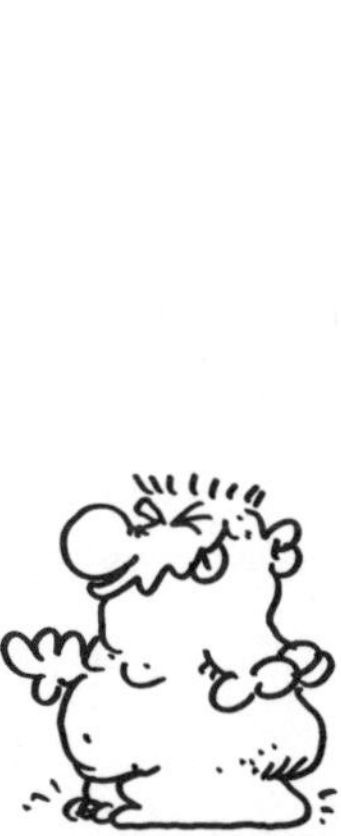

Dichtung oder Wahrheit?

Urteilen Sie selbst!

Dicke werden durch inneren Zwang dick

Neue Untersuchungen in den USA haben bewiesen, daß Übergewicht von den Menschen selbst verursacht wird. Krankenkassen hatten die Studien in Auftrag gegeben, um die Frage zu klären, ob Krankenversicherungen die Behandlungskosten dicker Patienten bezahlen müssen. Hinter dem Übergewicht stecke, so die Psychiater, der unbewußte Wunsch, mehr Bedeutung, Macht und – im wahrsten Sinne des Wortes – mehr „Gewicht" zu besitzen. Oft diene das Übergewicht auch als ein symbolischer Schutzpanzer, hinter dem sich die Übergewichtigen geborgen fühlen.
Da sie sich als ehemals schlanke Menschen nicht akzeptiert fühlten und sich ihre Träume nach Anerkennung nicht erfüllen konnten, habe dieser Streß dazu geführt, sich permanent mit Essen zu belohnen. Im übrigen, so die Studie, müsse auch jede Diät scheitern, denn im tiefsten Inneren will kein übergewichtiger Mensch jemals richtig schlank sein, weil ihm dann die Vorteile des Übergewichts fehlen. Die Gewichtszunahmen nach Diäten beweisen diese Feststellung, so die Forscher. Eine Kostenübernahme durch die Kassen käme daher nicht in Frage.

☐ **Diese Botschaft trifft den Kern, denn Gewichtsprobleme haben nur psychische Ursachen.**

☐ **Diese Botschaft ist unzutreffend, denn Übergewichtige sind psychisch nicht mehr oder weniger auffällig als schlanke Menschen.**

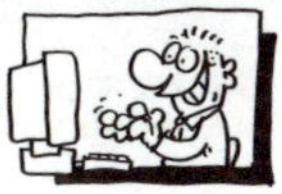

Gewichtszunahme unter dem Diktat der Gene

Die moderne Genforschung ist dem Übergewicht auf die Spur gekommen. Das Körpergewicht steht unter dem Diktat der genetischen Struktur. Produziert das Fettgewebe aufgrund eines Gendefekts den neu entdeckten Stoff „Leptin" nicht, steigt das Körpergewicht extrem an. Mäuse werden zu fetten Pummelmäusen, die dann 2 kg wiegen. Sie haben keine Chance! Wird ihnen aber von schlanken Mäusen, die dieses Leptin im Fettgewebe erzeugen, etwas unter die Haut gespritzt, dann magern sie ab, ob sie wollen oder nicht, denn Leptin bremst ihren Appetit. Darum heißt Leptin zu deutsch auch „Schlankmacher". Ob jemand schlank oder dick ist, das hängt allein von seinem Leptinspiegel im Blut ab. Und die Leptinproduktion im Fettgewebe ist genetisch reguliert. Erst wenn es Leptin in der Apotheke gibt, werden Übergewichtige ihre Pfunde verlieren können. Diäten haben gegen Leptinmangel keine Chance. Die Behauptung, daß Übergewichtige durch Willensschwäche zuviel essen, wird durch die Genforschung als Märchen entlarvt. Dicke sind für ihr Dicksein ebensowenig verantwortlich wie Menschen für ihre blauen Augen oder blonden Haare.

☐ **Stimmt, Übergewicht ist Schicksal.**

☐ **Stimmt nicht, dem Übergewicht ist keiner ganz hilflos ausgeliefert.**

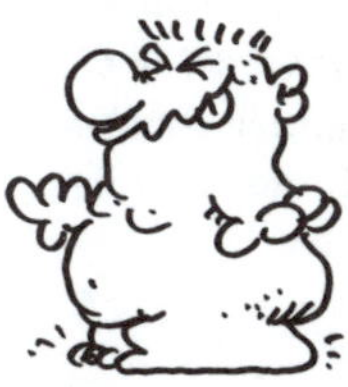

PfundsKur-Lektion 3:
Übergewicht: Schuld oder Schicksal?

Vor wenigen Monaten kamen in Würzburg deutsche Wissenschaftler zu einer jährlichen Tagung zusammen, um neue Forschungsergebnisse zum Übergewicht zu besprechen. Ich nutzte die Tagung zu einer kleinen Expertenabstimmung. „Wofür würden Sie plädieren, um die Ursache des Übergewichts mit einem Wort zu beschreiben: Schuld oder Schicksal?" fragte ich meine Kollegen. Schuld? Kein Handzeichen. Alle Hände votierten für Schicksal. Diese Situation ist völlig neu, denn noch vor Jahren waren auch die Wissenschaftler überzeugt, daß nur der „gute Wille" des übergewichtigen Menschen aktiviert werden muß, damit die Pfunde fallen. Wer will, der kann, so lautete die verbreitete Ansicht. Und wer nicht abnahm, der zeigte einfach keine Therapiewilligkeit. Non-Compliance nennen die Ärzte das, wenn ihr Ratschlag vom Patienten nicht befolgt wird.

Die Experten haben ihre Meinung geändert. Die Forschung hat glasklare Beweise geliefert, daß unser Körpergewicht auch „fremdgesteuert" wird. Das ist ein ganz wichtiger Punkt: Vorschnell könnten wir daraus schließen, daß die PfundsKur Unsinn ist, weil man gegen seine Pfunde nichts unternehmen kann, wenn die Natur uns das Gewicht gibt, das wir auf die Waage bringen. Denn irgendwie scheint es sinnlos, gegen seine vererbte Augen- und Haarfarbe, gegen die Körpergröße oder gar gegen sein Geschlecht anzugehen.

Resümee:
Selbstmord mit Messer und Gabel, Schwäche und Maßlosigkeit – mit diesen Vorwürfen ist es jetzt vorbei. Die Forschung beweist: Es gibt eine erbliche Veranlagung zu Übergewicht. Aber: Mit der PfundsKur kann jeder in den Grenzen abnehmen, die die Natur ihm setzt.

Richtig, es macht keinen Sinn, gegen die natürliche Grundausstattung anzukämpfen, die vererbt ist. Übergewicht ist auch vererbt, so die aktuelle Meldung der Genforscher. Also hilft nur, sich in sein Schicksal zu ergeben und die Last der Pfunde mit Anstand zu ertragen? Dann wäre die in unserem zweiten Text aufgestelte These vom „Diktat der Gene" wahr, doch zum Glück ist das nur die halbe Wahrheit. In unserer Gesellschaft hält sich dagegen hartnäckig die Meinung, daß jeder für sein Gewicht, das er nun einmal hat, selbst verantwortlich ist.

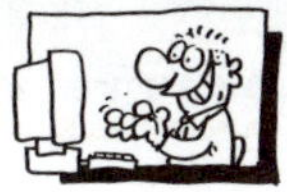

Manchmal sagt man gar, jeder hat das Gewicht, das er verdient. Genau das aber ist der Punkt, der das Gewicht zu einem Dauerthema macht.

Es besteht in der öffentlichen Meinung die feste Überzeugung, daß alle Frauen und alle Männer ihr Körpergewicht selbst bestimmen können. Damit ist klar, daß jeder „selbst Schuld hat", wenn er zu dünn oder zu dick ist. Genug Redewendungen sind bekannt, die eine zweifelsfreie Schuldzuweisung erkennen lassen, die mitunter auch aggressiv vorgebracht wird. Beispiel: „Die Dicken essen heimlich und unheimlich." Es ist ein nationaler Vorwurf der mangelnden Selbstbeherrschung und Disziplin an Millionen Bundesbürger, der stillschweigend und geduldet durch das Land geht und auch vor Arztpraxen nicht halt macht. Politiker denken laut darüber nach, ob der Beitrag zur Krankenkasse nicht für Dicke erhöht werden solle damit ihnen bei Tisch unter dieser Strafandrohung der Appetit vergeht. Standesvertreter der Ärzteschaft füllen das Sommerloch mit Presseerklärungen über hohe Steuerabgaben für Gummibärchen und andere Süßigkeiten.

Stetige Angriffe auf die Psyche

Millionenschwere Geschäfte werden mit den untauglichsten Methoden gemacht, die Hoffnung auf ein schlankes Leben versprechen. Sie verheißen: „Du kannst, wenn du nur willst". Wer das Produkt kauft, nimmt ab. Ohne jeden Zweifel ist nur der Nachsatz richtig: im Portemonnaie. Das Verrückte an der Geschichte ist, daß alle, die den Dicken Willensschwäche und Zügellosigkeit mit Messer und Gabel vorwerfen, bestätigt werden. Denn: Wer Null-Diät macht, nimmt ab.

Und wer ständig kräftig zulangt, nimmt zu. Das hat schon Dr. E. Sims in den 60er Jahren mit Gefängnisinsassen gezeigt, die täglich bis zu 10.000 Kalorien verdrücken mußten und natürlich dicker wurden. Wenn etwas für den Extremfall zutrifft, warum sollte es nicht auch für den durchschnittlichen Fall gelten. Bis vor kurzem hat das keiner nachgeprüft!

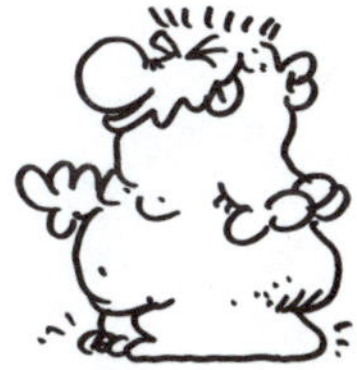

Tragisch ist insbesondere, daß übergewichtsgeplagte Menschen an ihrer eigenen Willensstärke zweifeln, sich selbst für zügellos und schwach halten und ebenfalls daran glauben, daß sie ihr Problem durch „weniger Essen" lösen könnten, wenn sie doch nur durchhielten. Dahinter steckt ein vertracktes Prinzip. Egal, welche Blitz- oder Crash-Kur jemand macht, das Gewicht nimmt ab. Aber eine solche Hungerkur ist unmöglich durchzuhalten. Nach ihrem Abbruch steigt das Gewicht wieder an. Was beschließt nun die innere Stimme: „Ich bin schuld. Die Diät hat ja funktioniert. Aber ich war nicht stark genug, die Kalorienzählerei fortzusetzen." So mehren sich die Zweifel am eigenen Selbstbewußtsein. Die Psyche leidet und Hoffnungen auf die nächste Diät kommen auf, die „man vielleicht durchhalten kann". So entwickelt sich ein stetiger Angriff auf die Psyche der Übergewichtigen.

Gibt es die Schlankheitspille?

Die erste Botschaft dieser Woche auf Seite 52 vertauscht Ursache und Wirkung. Die Psychologen haben das Problem von der „gestörten Persönlichkeit" der Übergewichtigen inzwischen erhellt. Natürlich sind dicke Menschen nicht die Fröhlichkeit selbst, sie leiden unter Befindlichkeitsstörungen, durchlaufen Phasen depressiver Verstimmung, trauen sich nichts richtig zu, ja, sie trösten sich auch mit Essen. Harte Fakten sind: Dicke Menschen verdienen weniger Geld, sind häufiger arbeitslos, werden im Medizinbetrieb schlechter behandelt.

Aber das sind nicht die Ursachen, die sie ins Übergewicht getrieben haben. Erst ihr Gewicht wird ihnen zum Verhängnis – so die Psychoforschung. Weil dicke Menschen sozial diskriminiert werden, weil sie soziale Nachteile erleiden, weil sie nach unsinnigen Diäten, die nicht helfen können, an ihrem Selbstwert zweifeln, haben sie oft seelische Probleme. Nochmals: Nicht seelische Probleme verursachen Übergewicht, sondern Übergewicht verursacht seelische Probleme. Dennoch ist sich die Nation einig: „Wer will, der kann!" Dadurch eskalierten die

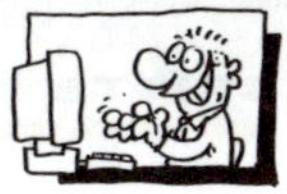

Schwierigkeiten, und das Phänomen des Übergewichts bekam eine psychologische Dimension. Dicke Menschen tragen ihre Persönlichkeitsstruktur öffentlich zur Schau. Ein Blick genügt, um den Charakter zu erkennen. Erst dann, wenn Menschen ganz fürchterlich zunehmen, sagen wir 150 oder 180 kg wiegen, schlägt der öffentliche Vorwurf in Mitleid um. Wer soviel wiegt, muß einfach krank sein. Denn daß jemand über drei Zentner mit Messer und Gabel zuwege bringt, erscheint zweifelhaft. Diese armen Zeitgenossen werden bedauert, aber die 80 oder 90 kg, die jemand mit sich herumträgt, werden vorschnell der lustvollen Willensschwäche zugeschrieben.

Was für Mäuse gilt, gilt nicht für Menschen

Dann aber erschien im Dezember 1994 ein auf den ersten Blick unscheinbarer Forschungsbericht in der angesehenen Wissenschaftszeitung „Nature". US-Biochemiker Dr. Jeffrey Friedman berichtete dort über eine Revolution in der Übergewichtsforschung. Es gibt Mäuse mit einer ganz bestimmten Genveränderung, die sie in kürzester Zeit nach der Geburt zu wahren Pummelmäusen aufplustern läßt. Darum werden die Tiere mit diesem Gendefekt auch Fett-Fett-Mäuse genannt. Jeffrey Friedmans Entdeckung war: Das Fettgewebe dieser Mäuse produziert keinen Stoff, der im Hirn als Appetitbremse wirkt. Normalschlanke Mäuse jedoch produzieren diesen Stoff und bleiben schlank. Leptin (leptos ist griechisch und bedeutet schlank) taufte die Wissenschaft die Substanz, die den Fett-Fett-Mäusen fehlt. Als Friedman diesen Mäusen das Leptin schlanker Mäuse einspritzte, nahmen sie rapide ab. An mangelnder Willensschwäche jedenfalls, so bewies diese Entdeckung, hatten die pummeligen Mäuse offenbar nicht gelitten. Was ihnen fehlte, war das Leptin.

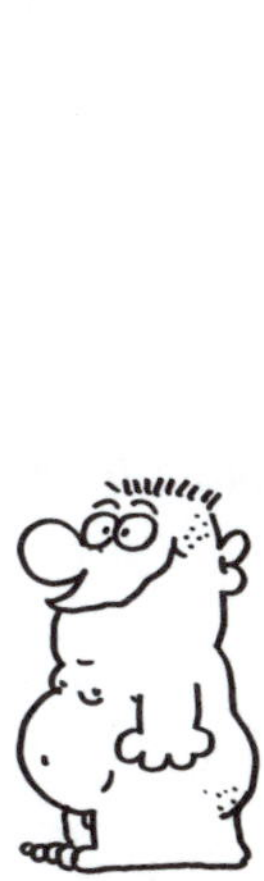

Kaum war diese Nachricht gedruckt, kaufte ein Pharmaunternehmen für 20 Millionen Dollar das Patent und seine Börsenkurse kletterten. Die Medien kündeten rosige Zeiten für alle Übergewichtigen an. Die „Pille zum Schlankwerden" schien erfunden: Leptin. Schade, die

Patentrezept Anti-Fett-Pille?
Am 10. September 1998 gab es erstmals in deutschen Apotheken tatsächlich eine „Anti-Fett-Pille". Sie wirkt im Prinzip ganz simpel. Xenical, so heißt das Medikament des Schweizer Pharmaunternehmens Hoffmann-La Roche, blockiert im Dünndarm etwa 30 Prozent der Fettaufnahme. Wenn also 90 g Fett verspeist werden, gelangen nur 60 g in den Körper. 30 g bleiben unverdaulich und gehen via Dickdarm wieder nach draußen. Eine Wunderpille ist dies nicht. Wenn zuviel Fett blockiert wird und in den Dickdarm gelangt, stellen sich Nebenwirkungen ein: Krämpfe und öliger Durchfall oder ölige Sprenkel zeugen davon, daß das Essen doch wieder einmal zu fettreich war. Auch Xenical erlaubt kein Fettmahl ohne Reue. Das Medikament gibt es nur auf ärztliches Rezept. Es kann bei bestimmten Patienten hilfreich sein, aber nur, wenn fettarm gegessen und das Eßverhalten umgestellt wird. Außerdem sollte die Pille – sie ist ein echtes Medikament – nur bei Menschen mit einem Body-Mass-Index über 30 nach gründlicher Abwägung durch den Arzt verordnet werden.

schlechte Botschaft folgte auf dem Fuße. Übergewichtige Menschen, im Gegensatz zu den Mäusen, produzieren eher mehr Leptin. Vielleicht – so spekulierte man – haben Menschen überhaupt keinen Leptinmangel, sondern die Empfängerorgane in ihrem Gehirn können diesen Botschafterstoff nicht richtig verstehen. Jedenfalls waren alle Hoffnungen auf eine schnelle Schlankheitspille wieder dahin. Bis auf eine Tatsache, die seither in der Welt ist: Offenbar wird das Fettgewebe im Körper selbst reguliert. Die Allmachtstellung des menschlichen Willens, der alleinig über Gewichtszunahme oder -abnahme entscheidet, war endgültig erschüttert.

Seither häufen sich Meldungen über neue Entdeckungen der Genforschung, die Substanzen oder Gene identifizieren, welche an der Gewichtsregulation mitwirken. Kein Wissenschaftler bezweifelt inzwischen mehr, daß eines Tages wirklich Medikamente entwickelt werden, die auf das Gewicht einwirken. Eines ist auch klar: Es wird auch in Zukunft nie einen einzigen Wirkstoff geben, der allen Übergewichtigen hilft, denn die Ursachen sind von Mensch zu Mensch sehr unterschiedlich. Eine 100prozentige Lösung ist jedenfalls nicht zu erwarten.

Beeinflußt die Umwelt das Gewicht?

Professor Albert Stunkard, ein berühmter Psychiater aus Philadelphia, hat sich jahrzehntelang mit dem Thema Verhaltenstherapie und Übergewicht befaßt. Als sozusagen hieb- und stichfesten Beweis für seine Theorie woll-

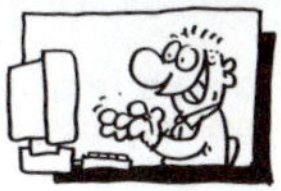

te er nochmals zeigen, wie wichtig der Faktor Umwelt für die Entstehung von Übergewicht ist. Er fuhr nach Skandinavien und suchte mit Unterstützung der Behörden über 500 Menschen, die kurz nach ihrer Geburt zur Adoption freigegeben wurden und als Kinder bei Adoptiveltern aufgewuchsen. Seine Idee: Das Körpergewicht in diesen Familien, die am gemeinsamen Tisch ihre Eßerfahrungen gemacht haben, müßte doch in einem hohen Ausmaß übereinstimmen. Ich traf Professor Stunkard, als er seine Studie gerade beendet hatte. Er war tief enttäuscht und ziemlich bedrückt, denn nach all seinen Untersuchungen mußte er erkennen, daß das Gewicht der Adoptivkinder mit dem Gewicht von Adoptivmutter bzw. Adoptivvater herzlich wenig übereinstimmte. Da hatten dicke Adoptivmütter schlanke Kinder und umgekehrt. So zerbrach eine Theorie.

Nun wollte es Albert Stunkard genau wissen. Er fing wieder von vorne an. Jetzt spürte er die biologischen, also die echten Eltern, von all den Adoptivkindern auf und stellte sie auf die Waage: Eltern, die ihre Kinder jahrelang nicht mehr gesehen hatten, die mit ihren Kindern außer der genetischen Anlage nichts gemein hatten. Die Überraschung war riesengroß. Keiner hätte vermutet, wie stark die genetische Veranlagung durchschlägt. Je dicker die Kinder, umso dicker waren ihre Mütter und Väter. Die schlanken und normalgewichtigen Kinder hatten ebenfalls normalgewichtige Eltern. Die alte Theorie „Übergewicht ist umweltbedingt" mußte über Bord geworfen werden: Übergewicht ist Veranlagung.

Übergewicht liegt in der Familie

Es folgten noch eindrucksvollere Forschungsergebnisse. Der kanadische Forscher Claude Bouchard nahm zwölf eineiige Zwillingspärchen (20 bis 30 Jahre alt) stationär auf und überfütterte sie täglich mit 1000 Extrakalorien. Sie bekamen sozusagen zwei Tafeln Schokolade zusätzlich zum gewohnten Essen. Diese Mast mußten die erbgleichen Zwillinge nicht nur ein, zwei Tage mitmachen, ganze 100 Tage währte dieses Experiment. Das Resultat

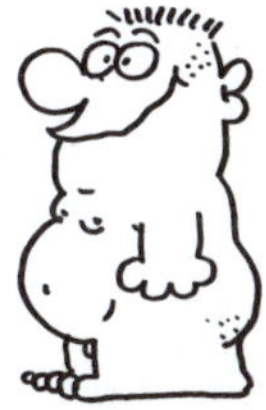

ging in die Geschichte der Übergewichtsforschung ein. Denn Bouchard wies eindrucksvoll nach, daß die Zwillingspärchen sehr unterschiedlich zunahmen. Zwischen gut vier und knapp 14 kg. Damit war erstmals bewiesen, daß es gute und schlechte Futterverwerter tatsächlich gibt: Zwei Menschen, die gleich viel, aber zuviel essen, nehmen höchst unterschiedlich zu. Woran liegt das? Bouchard gibt eine klare Antwort: an der Erbanlage. Seine eineiigen Zwillinge, die über exakt gleiche Gene verfügen, reagierten auf die 1000 Extrakalorien sehr ähnlich. War einer ein guter Futterverwerter, dann legte sein Zwillingsbruder ebenfalls kräftig zu und umgekehrt. Professor Bouchard erhielt auf dem internationalen Kongreß der Adipositas 1998 in Paris den Wissenschaftspreis für sein Lebenswerk.

Die Wissenschaft nimmt die Erklärungen dicker Menschen inzwischen ernst.

Kurzum: Die Erklärungen figurgeplagter Zeitgenossen, Übergewicht liege in der Familie, ihr Hinweis auf den guten Futterverwerter oder die „Drüsenstörung", die jahrelang als Ausrede oder pure Entschuldigung abgetan wurden, sind ernst zu nehmen. Der Wille, der früher angeblich über Schlank- oder Dicksein entschied, hat nachhaltig Gesellschaft bekommen. Die Natur des Menschen, oder neudeutsch, die genetische Software im Körper, entscheidet auch über den Body-Mass-Index.

„Ich habe es ja immer gewußt und keiner hat mir geglaubt", wird so mancher nun seufzen. Übergewicht ist Schicksal, unentrinnbar für alle Zeiten. Als Dicker wird man nicht erzogen, sondern geboren. Hoffnungslos und traurig. Bleibt nur Resignation und die Klage über die Ungerechtigkeit der Natur. Wirklich? Nein, nicht wirklich! Menschen mit „dicken Genen" können schlank sein. Es hat doch auch im Ernst keiner daran gedacht, das Schulsystem generell oder gezielte Förderangebote für lernschwache Kinder abzuschaffen, obwohl seit Jahrzehnten bekannt ist, daß Intelligenz eine erbliche Grundlage hat. Gleiches gilt für viele Erkrankungen, deren genetische Disposition längst klar ist. Niemand darf sich dazu verführen lassen, alle Aktivitäten einzustellen und sich resignativ bei der Natur zu beschweren. Im Gegen-

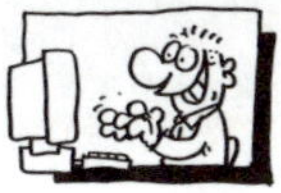

teil: Die Meldungen aus den genetischen Labors der USA zwingen dazu, über das Leid der Dicken und die Ursachen des Übergewichts ganz anders nachzudenken. Das soll Hoffnung machen!

Hoffnung macht auch die Gentechnik, was die Vorbeugung oder die Behandlung des Übergewichts in vielleicht zehn oder 15 Jahren angeht. Die PfundsKur 2000 hat ihren Platz mehr denn je, da Übergewicht weltweit, jetzt auch in den Schwellenländern, zu einem enormen Gesundheitsproblem avanciert.

Biologische Gewichtsregulation: Hoffnung auf Hilfe?

In einem viel beachteten Kommentar zu den ersten Entdeckungen der Genetiker, die auf die biologische Regulation des Gewichts abheben, stellt Dr. William Bennett vom Cambridge Hospital die rhetorische Frage: „Bedeutet denn der Hinweis, daß es einen biologischen Mechanismus für die Menge des gespeicherten Fettes gibt, daß große Fettmengen für die davon betroffenen Menschen kein Problem sind? Nein. Die biologischen Regelsysteme sind weder auf die gesellschaftlich-ästhetischen Normen noch auf die Krankheitsstatistik ausgerichtet. Viele Übergewichtige würden zu gerne ihr Gewicht reduzieren, wenn sie es nur könnten. Aber ihnen wird nicht geholfen durch ewiges Moralisieren und vorschnelle Lösungsvorschläge, die auf der Theorie des Vielfraßes aufbauen und nicht einmal mit bestehenden Erkenntnissen übereinstimmen."

Deutlicher kann man es nicht sagen. Dr. Bennett geht hart mit dem Vorurteil ins Gericht, daß immer noch der simple Satz „Zuviel essen verursacht Übergewicht" auch bei Fachleuten verbreitet ist. Erstens sei dies ein Kreisschluß und daher unlogisch, denn erst wenn jemand dick sei, könne man sagen, er habe zuviel gegessen. Solange jemand sein Gewicht hält, hat er grundsätzlich nicht zuviel gegessen (wirklich?). Und selbst, wenn man diesen Satz gutwillig versteht, dann stelle sich immer noch die Frage, ob „viel essen" die Ursache sei oder nicht eher auch schon eine Auswirkung biologischer

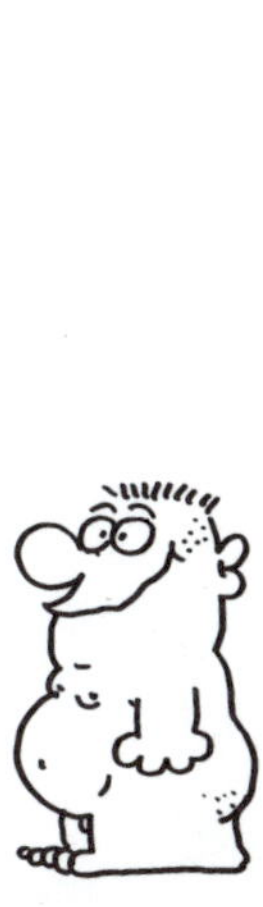

Steuerung. Was ist denn mit den von Natur aus Schlanken, die essen können, was sie wollen, ohne je ein Gramm anzusetzen?

Experimente mit der Frage „Macht Essen dick?"

Die amerikanischen Forscher Jules Hirsch und Rudolph Leibel von der Rockefeller Universität in New York haben 18 dicke und 23 schlanke Personen „behandelt". Diese „Behandlung" bestand darin, durch Überfütterung das Gewicht um 10 Prozent über das normale Gewicht hinaus zu steigern. In einer Stoffwechselkammer wurde gemessen, daß bei allen Testpersonen der Gesamtenergieverbrauch hochschnellte, nachdem sie zugenommen hatten und absank, als sie wieder 10 Prozent abgenommen hatten.

Konkret heißt das doch, daß durch die Abnahme von 10 Prozent des Ausgangsgewichts „Spareffekte" von 300 bis 400 Kalorien auftreten. Das entspricht – um es deutlich zu sagen – mehr als einer gut belegten Wurststulle, die man sich versagen muß, um nicht wieder zuzunehmen. Übrigens: Die übergewichtigen Testpersonen hatten – wie die schlanken Personen auch – gleiche Schwierigkeiten mit der Gewichtszunahme! Was also vielen „so unter der Hand passiert", nämliche eine Gewichtssteigerung, ist offenbar dann ganz schwer, planmäßig und schnell zu erzwingen, wenn sich das Gewicht einmal eingependelt hat.

So rundet sich allmählich das Bild, durch die moderne Genforschung neu akzentuiert. Das Gewicht eines Menschen wird nach einem Programm der Natur reguliert. Größtenteils kennen wir die Programme der im Erbgut verschlüsselten genetischen Software noch nicht. Aber wir wissen, auf welche Einflußgrößen das biologische Programm reagiert. Und diese Erkenntnisse können wir heute schon nutzen.

Trotz jeder erblichen Veranlagung gilt als sicher:

- Die Ernährung hat Einfluß auf das Gewicht (über die verschiedenen Rollen von Nahrungsfett und Kohlen-

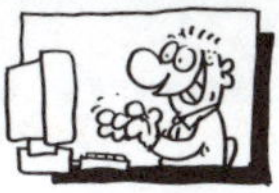

hydraten haben wir ausführlich in der zweiten PfundsKur-Woche gesprochen).

- Die Bewegung, die aktive Muskelarbeit, hat ebenfalls Einfluß auf das Gewicht (dazu kommen wir gezielt in der vierten PfundsKur-Woche).
- Umwelteinflüsse (Ernährung, Bewegung) und Erbanlagen sind von Bedeutung. Keiner ist zum Übergewicht schicksalhaft verurteilt. Aber manche Menschen haben es leichter, schlank zu sein und zu bleiben als andere, die ein genetisches Handicap haben.

Alles wirkt zusammen. Nur ein ganzheitlicher Ansatz verspricht Wirkung. Weder Kalorienverknappung, noch intensives Joggen allein reguliert dauerhaft das Gewicht. Gewaltkuren jeder Art sind zwecklos. Das ist inzwischen bewiesen. Weil das Gewicht biologisch gesteuert ist, müssen wir biologisch klug auf die Steuerung einwirken. Die Kalorienzählerei war der falsche Weg. Bei dieser Methode siegt die Natur und der Mensch verliert dauerhaft auch kein Gewicht. Im Gegenteil.

Vom Schlankheitsideal zur Freßattacke

Vor 15 Jahren wurde in Deutschland erstmals bekannt, was sich in den Jahren zuvor ganz heimlich und ohne Öffentlichkeit entwickelt hatte: Die besorgniserregende Ausbreitung von Eßstörungen. Motor und Schrittmacher dieser unheilvollen Entwicklung war das Schlankheitsideal, das sich seit Twiggy in den Köpfen als wünschenswerte Idealvorstellung festgesetzt hatte. Die Zeit der zahllosen Diäten ergriff zunächst die Frauen, später holte sie auch immer mehr Männer ein. Heute, so belegen Statistiken, haben 50 Prozent aller Frauen und 25 Prozent aller Männer mindestens eine Schlankheitskur hinter sich. Nach den vielen wissenschaftlichen und klinischen Untersuchungen, die heute bekannt sind, ist es nicht verwunderlich, daß solche Blitz- und Hungerkuren zu mitunter heftigen Eßstörungen führen, die sich bis hin zur krankhaften Eß-Brech-Sucht verstärken können.

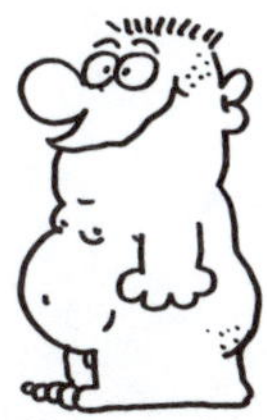

Kürzlich wurde der international gültige Diagnosekatalog, herausgegeben von der amerikanischen Psychiatriegesellschaft, um eine zusätzliche Eßstörung erweitert. Freßattacken erleiden nicht nur äußerlich schlanke Menschen, die sich jede Kalorie vom Mund absparen. Auch Menschen mit Übergewicht erleben solche Freßattacken. Allerdings erbrechen sie nicht, nehmen also noch weiter an Gewicht zu. Nicht auszuschließen, daß diese neue Krankheit durch falsche, rigorose Diäten überhaupt erst erzeugt worden ist. Hier muß die Forschung noch für Klarheit sorgen.

Viele Symptome, die ganz plötzlich auftreten, wenn der Körper rapide zur Abnahme gezwungen und nicht mehr vollwertig ernährt wird, sind heute bekannt: Heißhungerattacken, Süßhunger, ausbleibendes Sättigungsgefühl, Eßbedürfnis in Streßsituationen, Verstimmungen, Unwohlsein, Nervosität. Natürlich hat sich auch das PfundsKur-Team darüber intensiv Gedanken gemacht, damit keine Tips und Ratschläge gegeben werden, die sich langfristig als Bumerang erweisen. Nach allem, was die Wissenschaft heute weiß, zeigt die PfundsKur mit allen ihren Maßnahmen keine riskanten Wege auf. Im Gegenteil, die Abkehr vom Kalorienzählen, die flexible Verhaltenskontrolle, der Anreiz zu mäßiger Bewegung, alles das sind Konzepte, die positive Auswirkungen haben.

Der Genuß darf beim Essen nicht zu kurz kommen

Die PfundsKur stellt das genußvolle, auf die Bedürfnisse des modernen Menschen zugeschnittene Essen und Trinken über die Waage. Der Ausschlag des Zeigers darf nicht Gradmesser des Lebensglücks sein. Trotz und vielleicht auch wegen der genetischen Regulation läßt sich durch Umwelteinflüsse das Körpergewicht verändern. Meinen Patienten erkläre ich, daß Sie nur ein Problem haben, nämlich im falschen Jahrhundert zu leben. Das ist ihr Handicap. Wer das begreift und wirklich überzeugt dazu steht, wird positiver über sich selbst denken. Im permanenten Überfluß stellt ein genetisch verankertes

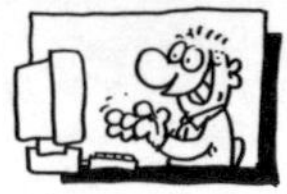

effektives Fettspeicherprogramm so etwas wie eine Behinderung dar. Mal unter uns, die spindeldürren Models, die ohne Dauerdiät, sondern von Natur aus so mager sind, hätten doch früher bei der ersten Versorgungskrise ein todernstes Problem gehabt. „Eh der Dicke abmagert, verreckt der Dünne", schrieb der Satiriker Gabriel Laub. Das ist zwar drastisch formuliert. Doch Recht hat er.

Die attraktive Figur „erkaufen" sich viele Models mit Eßstörungen.

Ein Wort an alle Teilnehmerinnen und Teilnehmer der PfundsKur 2000, die unter Figurproblemen leiden, ohne – im medizinischen Sinn – übergewichtig zu sein (wie in der ersten Woche berechnet!). „Ich will so bleiben, wie ich bin", ist natürlich leicht gesagt. Wenn aber das eigene Spiegelbild überhaupt nicht gefällt, fehlt auch die letzte Zufriedenheit. In einer Welt, in der schlanke Menschen abend für abend auf der Mattscheibe an die dürre Norm erinnern, ist das auch sehr verständlich. Selbst wenn Sie wissen, daß viele Größen im Showbusiness ihre Attraktivität mit Eßstörungen „erkaufen".

Machen Sie aktiv bei der PfundsKur mit. Lassen Sie sich überraschen, wie sich Ihre Figur verändert, wenn Sie sensibel für das Fett und für mehr aktive Bewegung werden. Loten Sie Ihre Chance aus. Nicht mit Radikalkuren, die Sie letzten Endes dicker machen. Sondern mit solider, gesundheitsgerechter Kost, die mit dosiertem Fett und reichlich Kohlenhydraten gegen das (eigentlich) geniale Fettspeicherprogramm Ihres Körpers wirkt.

Figurprobleme sind auch „Kopfprobleme". Überlegen Sie einmal, was sich in Ihrem Leben ändern würde, wenn Sie Ihre Wunschvorstellungen durchsetzen könnten. Fragen Sie sich bitte nachhaltig und gewissenhaft, ob sich all das, was Sie mit der Wunschfigur verbinden, wirklich einstellen würde. Oft werden Mißerfolge und verpaßte Chancen vorschnell den Figurproblemen zugeschrieben. „Ja, wenn ich richtig schlank wäre", tröstet man sich, „dann wäre mein Leben gerettet." Dabei würde sich das Leben mit 5 kg weniger im Grunde nicht verändern.

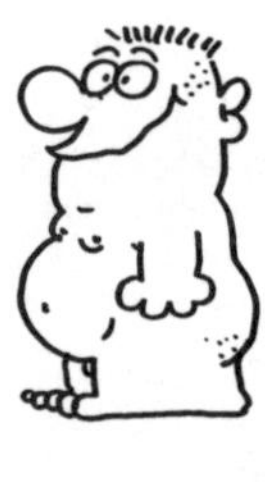

Selbst bei Patienten, die aus gesundheitlichen Gründen dringend abnehmen müssen, beobachten wir häufig, daß die Erwartungen an die Zeit „wenn ich dünner bin" viel zu hoch gesteckt sind. An den „dünneren Menschen" gewöhnt sich die Umwelt sehr schnell. Die erwarteten offenen Arme, die erhofften zuneigenden Blicke sind eher seltene Ausnahmen. Richtig allerdings ist, daß Figurprobleme für das eigene Ich viel mehr Bedeutung haben als für die Mitmenschen. Darum ist es vorwiegend ein Problem des eigenen Kopfes.

Diese Gedanken mögen Sie während der PfundsKur begleiten. Trotz eines genetischen Handicaps können Sie Ihre Zufriedenheit durch ein modernes Verhaltensmanagement des Überflusses steigern. Es gibt sie: die dicke Chance für die schlanke Linie!

Die Trainingsaufgaben der dritten Woche

Erste Aufgabe: Bestimmen Sie Ihre Fettaugenbilanz!

In der ersten Woche haben Sie Ihr Ernährungstagebuch geführt. In der zweiten Woche haben Sie versucht, Ihr Super-Fatty zu halbieren. Mit Erfolg? Dann haben Sie bereits eine erste wichtige Erfahrung gemacht: Es geht! Die Einschränkung ist erträglich, aber der Effekt ist bereits groß. Bleiben Sie bei Ihrem halben Super-Fatty, dann sind bereits die ersten Fettaugen gespart. In der zweiten Woche haben Sie ausgerechnet, wieviel Fettaugen Sie normalerweise essen (und trinken). Dieses Ergebnis haben Sie in der Tabelle auf Seite 40 notiert. In der kommenden Woche geht es um die Fettaugenbilanz im Ganzen. Jetzt bestimmen Sie, wieviel Fettaugen Sie in den nächsten Tagen essen wollen.

Das Ziel, das Sie sich vornehmen, müssen Sie unbedingt erreichen können. Sonst ärgern Sie sich über den Mißerfolg. Mit Ihrer Zielsetzung bestimmen Sie

Haben Sie ein Problem?
Ihre Auswertung hat Ihnen bescheinigt, daß Sie bereits in der ersten Woche weniger als 20 Fettaugen pro Tag hatten. Dann sind Sie bereits ein sehr bewußter Fettesser, der – für deutsche Verhältnisse – extrem wenig Fett verzehrt. Übergewichtige Menschen liegen üblicherweise bei mehr als 120 g Fett pro Tag. Das sind über 40 Fettaugen! Maximal können Sie auf 15 Fettaugen gehen. Weniger sind nicht mehr gesund, weil der Körper auch lebensnotwendige Fettsäuren braucht (siehe Seite 51). Wählen Sie vor allem die goldgelben Fettaugen in der Tabelle aus. Wer sich, wie Sie, so knapp hält mit dem Fett, sollte die zitronengelben und die blauen Fettaugen meiden.

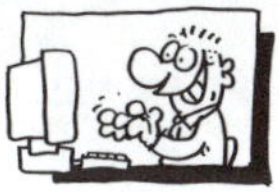

selbst (und kein anderer!) über Erfolg und Mißerfolg. Angenommen, Ihre Fettaugenanalyse ergab, daß Sie pro Tag durchschnittlich 42 Fettaugen konsumiert haben. Jetzt ist es leicht gesagt „Ich setze die Grenze auf 20 Fettaugen!“. Leicht gesagt, aber schwer durchzuhalten. Sie überfordern sich und programmieren den eigenen Mißerfolg. Seien Sie fair zu sich. Schenken Sie sich das Erfolgsgefühl. Mit einem realistischen Ziel.

Unsere Empfehlung für Ihre Fettaugenbilanz

Basiswert Fettaugen	>50	50–45	45–40	40–35	35–30	30–25	25–20
Zielgröße Fettaugen für die dritte Woche	ca. 45	ca. 40	ca. 35	ca. 30	ca. 27	ca. 23	ca. 18

Mein Vorschlag: Setzen Sie Ihre Fettaugenbilanz für die nächste Woche um ca. 10 bis 15 Prozent tiefer an. Die Tabelle erleichtert Ihnen die Zielsetzung. Wenn Sie in der Woche, in der Sie das Ernährungstagebuch geführt haben, auf durchschnittlich 38 Fettaugen gekommen sind, dann sind 30 Fettaugen ein realistisches Ziel für die folgende Woche. Bitte legen Sie heute Ihre Bilanzsumme pro Tag fest und tragen Sie Ihr Fettaugenziel in den Kasten rechts ein.

In der kommenden Woche versuche ich, pro Tag

I__I__I Fettaugen nicht zu überschreiten.

Zweite Aufgabe: Treffen Sie eine kluge Wahl!

Damit Sie leichter Ihre Bilanzsumme einhalten können, gibt es hier für Sie die PfundsKur-Austauschliste, die zeigt, wie Sie weiter essen können wie bisher, und dabei dennoch Fett sparen. Verzicht ist kein nützliches Prinzip, wenn es durch kluge Wahl auch anders geht.

Lesen Sie bitte die linke Spalte der Austauschliste auf den folgenden Seiten in Ruhe durch und kreuzen Sie all die Lebensmittel an, die Sie gewöhnlich essen. In einem zweiten Durchgang beurteilen Sie bitte, ob Sie die Austauschprodukte mögen. Wenn ja, dann kreuzen Sie das Produkt an.

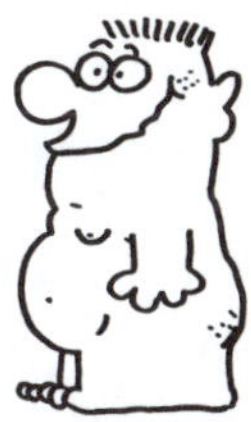

Essen Sie gewöhnlich…	Ja	Mögen Sie…	Ja	Ausprobiert? Schmeckt!
stark fetthaltige Kekse (Spritzgebäck)	☐	Russisch Brot, Hartkekse (sog. Butterkekse)	☐	☐
Vollmilchjoghurt	☐	Magermilchjoghurt	☐	☐
Sahnequark	☐	Magerquark	☐	☐
normale Salatdressings	☐	fettfreie, fettarme Salatdressings	☐	☐
Knusper/Schokomüsli	☐	Cornflakes	☐	☐
Schokolade, Sahnebonbons, Pralinen	☐	Weingummi, Gummibärchen, Lakritze	☐	☐
normale Butter	☐	Halbfettbutter	☐	☐
normale Margarine	☐	Halbfettmargarine	☐	☐
normale Mayonnaise	☐	Senf, Ketchup oder fettreduzierte Mayonnaise	☐	☐
herkömmliche Kartoffelchips	☐	Salzstangen	☐	☐
fritierte Pommes Frites	☐	fettarme Pommes Frites für den Backofen	☐	☐
geröstete Erdnüsse	☐	geröstete Sojakerne	☐	☐
normale Streichwurst	☐	fettreduzierte Streichwurst	☐	☐
normale Salami	☐	Salami mit viel magerem Fleisch, Geflügelsalami	☐	☐
normale Würstchen	☐	fettreduzierte Würstchen	☐	☐
Frühstücksfleisch	☐	Corned Beef	☐	☐
Thunfisch in Öl	☐	Thunfisch in Wasser oder pikant	☐	☐

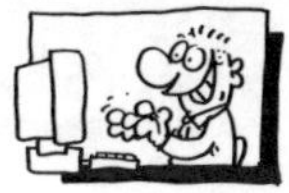

Essen Sie gewöhnlich...	Ja	Mögen Sie...	Ja	Ausprobiert? Schmeckt!
fritierten Fisch	☐	geschmorten oder gekochten Fisch	☐	☐
normale Wurstsorten	☐	Geflügelwurst	☐	☐
normale Wurstsorten	☐	Wurst mit Gemüseanteil (z.B. Geflügelfleisch in Aspik)	☐	☐
Crème fraîche, Schmand (24 % Fett oder mehr)	☐	saure Sahne (10 % Fett)	☐	☐
Sahnequark, Schmand	☐	Cremequark 0,2 % Fett, Magerquark	☐	☐
normale Käse	☐	Harzer Käse	☐	☐
normale Käsesorten	☐	30 % Fett i. Tr. Käse, z.B. Edamer, Gouda, Tilsiter, andere Leicht-Käse	☐	☐
Limburger und Romadur (40 % Fett i. Tr.)	☐	20 % Fett i. Tr. Limburger und Romadur	☐	☐
normaler Schmelzkäse (40–70 % Fett i. Tr.)	☐	20 % Fett i.Tr. Schmelzkäse (Scheiben, Ecken)	☐	☐
Frischkäse Doppelrahmstufe (70 % Fett i. Tr.)	☐	Schichtkäse (10–20 % Fett i. Tr.) oder Frischkäse Halbfettstufe	☐	☐
Butter oder Margarine (80 % Fett)	☐	Schmand (24 % Fett), Schmelzkäse (20 % Fett i.Tr.), Sahnequark	☐	☐
Butter oder Margarine (80 % Fett)	☐	Senf, Ketchup, körniger Frischkäse, Magerquark (< 5 % Fett absolut), Cremequark (0,2 % Fett)	☐	☐
Eiscreme	☐	Fruchteis	☐	☐

Essen Sie gewöhnlich...	Ja	Mögen Sie...	Ja	Ausprobiert? Schmeckt!
Pudding mit 3,5 % Fett	☐	Pudding aus 1,5 % oder 0,3 % Fett Milch	☐	☐
Sahne- oder Vollmilch-Fruchtjoghurt	☐	Fruchtjoghurt mit 1,5 % oder 0,3 % Fett	☐	☐
Milchreis aus Vollmilch (3,5 % Fett)	☐	Milchreis aus Milch mit 1,5 % oder 0,3 % Fett	☐	☐
Mousse oder Parfaits	☐	Sorbets	☐	☐
Croissants/Blätterteig	☐	Brötchen, Vollkornbrötchen, Baguette	☐	☐
Butterwecken	☐	Milchbrötchen	☐	☐
Nuß-/Sonnenblumenbrot	☐	Vollkornbrot	☐	☐
stark fetthaltige Kekse	☐	Zwieback oder Honigkuchen	☐	☐
Kroketten/Pommes Frites	☐	Salzkartoffeln	☐	☐
Kuchen aus Blätterteig, Mürbeteig oder Rührteig	☐	Kuchen aus Hefeteig oder Biskuit	☐	☐

Ich hoffe, Sie haben viele Ja-Kreuze gesammelt, denn dann wird die nächste Woche ganz einfach für Sie. Sie können Ihre Bilanzsumme an Fettaugen bereits einhalten, wenn Sie diese Austauschprodukte verwenden.

Zur Vorbereitung der nächsten Woche

Im Beiheft „Fettaugen-Diagnose" können Sie für die meisten Lebensmittel nachschlagen, wieviele Fettaugen zu notieren sind. Für die Bilanzsumme gilt zunächst: Fettauge ist Fettauge, egal, ob goldgelb, zitronengelb oder blau. Das wichtige PfundsKur-Prinzip: Sie können bei der Kalkulation Ihrer Bilanzsumme an Fettaugen sparen, aber auch Kredit aufnehmen. Es ist nicht jeder Tag wie

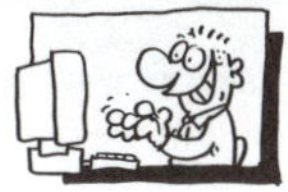

der andere. Also können Sie an einem Tag, wenn es Ihnen leicht fällt, z.B. fünf Fettaugen einsparen, die Sie dann – sozusagen als Guthaben – an anderen Tagen vernaschen können. Verzehren Sie Fettaugen bereits vom nächsten Tag, so heißt es: Morgen einsparen, was heute aufgegessen wurde. Wichtig ist nur, daß Ihre Gesamtbilanz in der Woche stimmt.

Wie in der Beispieltabelle unten könnte Ende nächster Woche Ihre Fettaugenbilanz aussehen. Im Anhang des Buchs finden Sie eine Tabelle, die Sie kopieren können. Mein Vorschlag: Legen Sie sie in die Fettaugentabelle, die Sie dann immer dabei haben. Dann können Sie

Wochentag	Verbrauchte Fettaugen (Strichliste)	Bilanz am Abend	Zielvorgabe	Kredit/ Guthaben
Montag	卌 卌 卌 卌 卌 III	28	32	+4
Dienstag	卌 卌 卌 卌 卌 卌	30	32	+2
Mittwoch	卌 卌 卌 卌 卌 卌 卌 卌	40	32	-8
Donnerstag	卌 卌 卌 卌 卌 卌 II	32	32	0
Freitag	卌 卌 卌 卌卌 I	26	32	+6
Sonnabend	卌 卌 卌 卌 卌 卌 卌 卌 II	42	32	-10
Sonntag	卌 卌 卌 卌 卌 III	28	32	+4
	Bilanzsumme:	226	224	-2

gleich beim Essen Ihre Fettaugen eintragen und haben, was Kredit und Guthaben angeht, immer den richtigen Durchblick. Wenn Sie Ihre Zielvorgaben für die kommende Woche eintragen, dann überlegen Sie, ob nicht irgendein außergewöhnlicher Tag (z.B. Geburtstag) ansteht. Für diesen Tag setzen Sie Ihre Zielvorgabe schon von Angang an etwas höher an, damit Sie sich nicht in den Kredit treiben. Wenn Sie auf Seite 185 Ihr Gewicht eintragen, machen Sie es wie die Meteorologen. Notieren Sie statt des gemessenen Gewichts das Gewicht, das Sie fühlen. Sie werden feststellen, oft fühlen Sie sich schlanker, als es die Waage anzeigt.

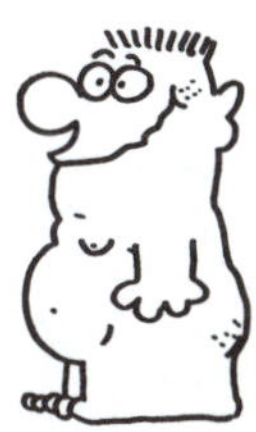

Fit und schlank durch Bewegung

Das moderne Leben läßt uns stundenlang „in Ruhe". So werden Glotzaugen gesammelt, vor dem PC, dem Fernseher, im Sessel und auf der Couch. Die PfundsKur bietet Ihnen jede Menge Gelegenheit zu mehr Bewegung. Die Glotzaugenbilanz beweist Ihnen, ob Sie mobil machen müssen. Mit den 20 aktuellen Fettspartips drücken Sie Ihre Fettaugen noch weiter in den Keller.

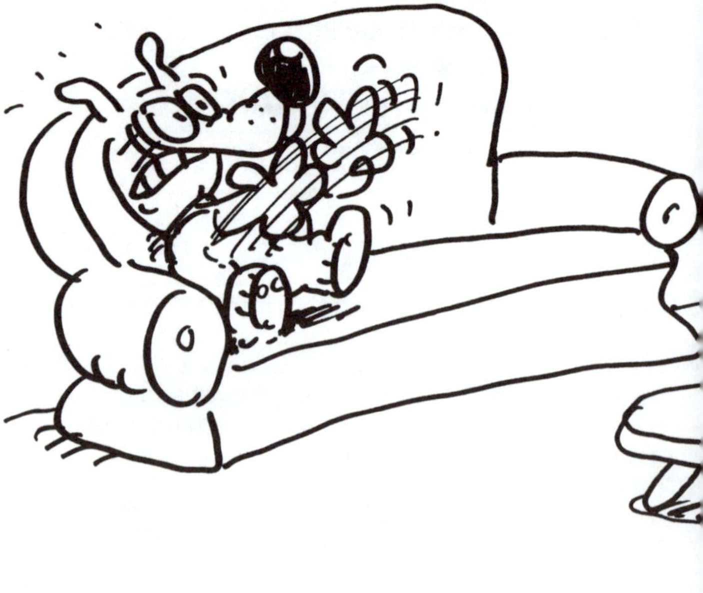

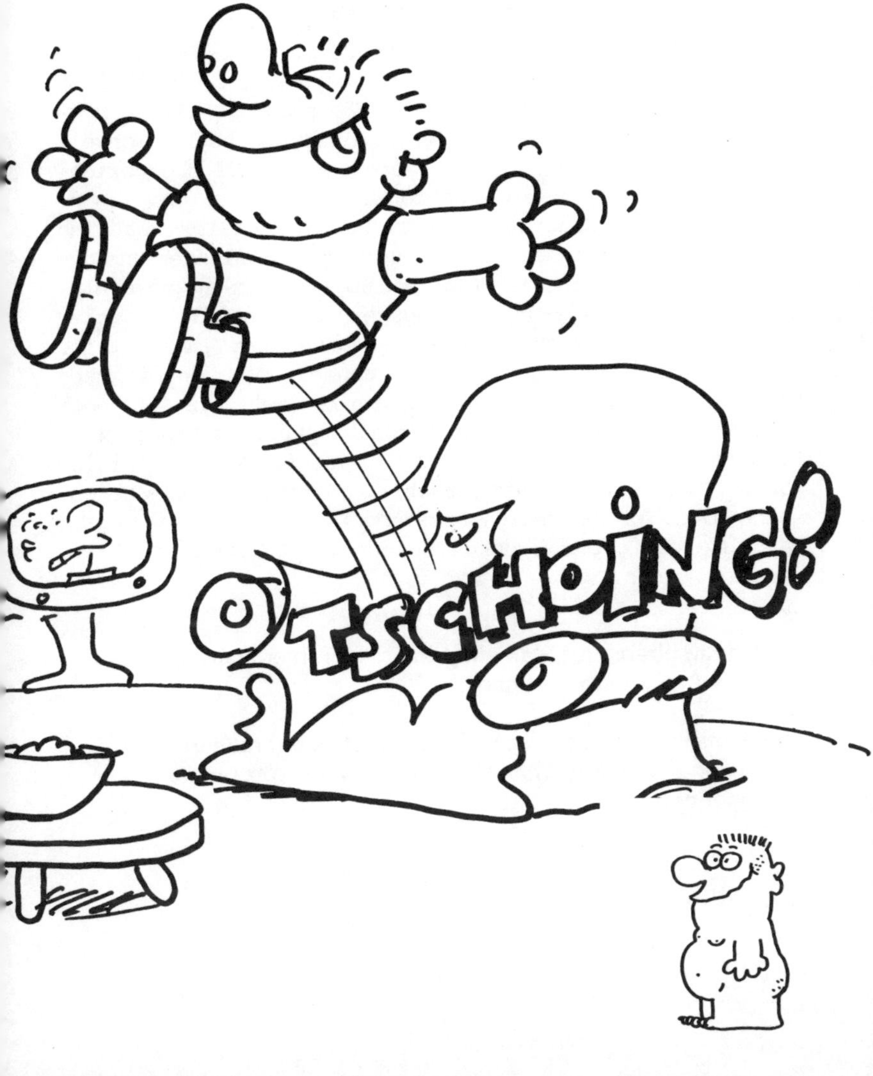
TSCHOING!

Dichtung oder Wahrheit?

Urteilen Sie selbst!

Übergewicht ist kein Ernährungsproblem

1998 erschien ein umfangreicher Report der Weltgesundheitsorganisation (WHO) zum Thema Übergewicht. Darin heißt es, Gewichtsprobleme seien die große gesundheitliche Herausforderung des kommenden Jahrtausends. Selbst in Schwellenländern nehme jetzt durch Überernährung die Übergewichtigkeit zu. In einer internationalen Konferenz kam es zu einer massiven Kontroverse der Wissenschaftler. Während die einen Ernährungsexperten neue Diätempfehlungen und die Produktion kalorienarmer Lebensmittel zur Lösung vorschlugen, hielten ihre Kollegen dagegen, daß man die Ursachen angehen müsse. Ursache von Gewichtsproblemen sei nicht die Überernährung, denn schließlich nähmen auch die dicksten Menschen in den Industrienationen nicht mehr als 4000 oder 5000 Kalorien zu sich. „Wer durch körperliche Arbeit 4000 Kalorien am Tag verbraucht, wird nie ein Gewichtsproblem haben", meinte einer der Forscher. „Nicht das viele Essen, sondern die extrem wenige Bewegung ist die Ursache". Darum kann Übergewicht nur durch Bewegungssteigerung zu Leibe gerückt werden.

- ☐ **Ja, ich bin überzeugt, daß alle Gewichtsprobleme nur auf mangelnder Bewegung beruhen.**
- ☐ **Nein, mich überzeugt das nicht. Schließlich hat man mit der Ernährung eine gute Chance, gegen Gewichtsprobleme anzugehen.**

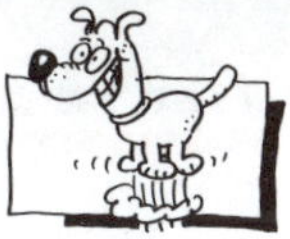

Schlank und rank – Symbol für Gesundheit

Lachende Models strahlen Gesundheit aus. Wohl proportionierte Figuren, kein Gramm Fett zuviel. Groß, schlank, gebräunt, muskulös, sympathisch. Leitbilder der modernen Gesellschaft. So lassen sich Kosmetika, Parfums, Mode, Schmuck, Softdrinks, Magerkost, aber auch Autoreifen, Fun-Magazine und Waschmittel verkaufen. Für Models ein harter Job. Jede Kalorie, die nicht gegessen wird, ist eine Belohnung. Hunger gehört zum Geschäft. Stundenlang Hanteln stemmen oder andere kräftezehrende Bedienung widerspenstiger Kraftgeräte, mit denen nichts bewirkt wird, außer daß sie bewegt werden. Body-Shaping als Voraussetzung für den Job. Süße Träume von Schokolade, Cremetorte und Mayonnaise satt. Dann herbes Erwachen, wenn Magerquark und Körnermischung das Frühstück sind. Drei quälende Jogging-Runden zum Vergessen. Die Figur muß dicht am Knochen anliegen. Sonst ist der Job weg. Es ist schon hart, für andere ein Symbol für Gesundheit, Lebensfreude und Attraktivität zu sein. Sind womöglich diese Symbole gar nicht das, wofür wir Sie halten sollen?

☐ **Doch, eine schlanke Figur ist in jedem Fall der Ausdruck von bester Gesundheit.**

☐ **Ich glaube, daß übertriebene Schlankheit eher ungesund ist. Jeder braucht sein Gewicht, das man nicht mit Gewalt unterschreiten darf.**

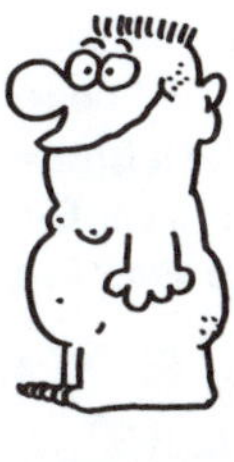

PfundsKur-Lektion 4:
Mit der Evolution kam der Mangel an Bewegung

Haben Sie über diese beiden Texte nachgedacht? In beiden steckt wohl ein Stückchen Wahrheit. Aber auch ein bißchen Dichtung. Wie groß das Stück Wahrheit wirklich ist, soll jetzt zum Start der vierten Woche festgestellt werden. Die Botschaft „Treibt Sport, Sport ist gesund" ist uralt. Die Antisportparole wird mindestens ebenso lange mit dem berühmten Churchill-Zitat „No sports!" verkündet. Die Fraktion dazwischen räumt ein: „Der Geist ist willig, jedoch das Fleisch ist schwach."

Was ist Gesundheit überhaupt? Ist sie nur zu erhaschen, wenn täglich ein zeitraubendes Bewegungsprogramm absolviert wird? Nur dann, wenn die Figur gestrafft, die Muskeln prall sind und nur eine hauchdünne Schicht von Fett den Body umhüllt? Könnte es nicht sein, daß gerade diese attraktiv-gesunden Menschen, die im zweiten Text beschrieben wurden, eher ungesund leben? Die vielen Zipperlein von berühmten Leistungssportlern sind bekannt. Und manch einer wird festgestellt haben, daß Freunde und Bekannte das Bett hüten, nicht weil eine Krankheit sie erwischt hat, sondern weil sie einen Sportunfall erlitten haben.

Ein kleiner Rückblick in eine Zeit, die nicht allzu lange her ist: Bauern gingen hinter dem Pflug her, den das Pferd zog. Maurer schleppten den Beton in Schulterkübeln in die Etagen, die gemauert werden mußten. Hausfrauen begannen ihren schweren Waschtag um vier Uhr morgens. Kohlen wurden vom Wagen geschaufelt und dann Eimer für Eimer in den Keller getragen. Besorgungen machte man natürlich zu Fuß. In den ersten 50 Jahren des 20. Jahrhunderts forderte das tägliche Leben, privat wie im Beruf, den Menschen viel körperliche Bewegung ab. Ganz früher war es noch schlimmer, als es kaum mechanische Hilfsmittel und Motoren gab, die der Mensch für sich arbeiten lassen konnte. Schwerarbeiter waren fast alle unsere Vorfahren. Die Lebenssituation machte sie dazu, ob sie es wollten oder nicht.

Resümee:
Bewegungsaktive Menschen können mehr essen, ohne zuzunehmen. Der Mensch hat jedoch offenbar keinen angeborenen Bewegungsdrang. Bauen Sie Muskeln auf und bringen Sie so Ihren Organismus dazu, mehr Energie zu verbrauchen.

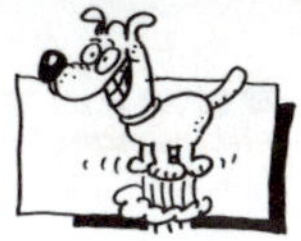

So richtig wohl haben sie sich dabei kaum gefühlt. Denn wie sonst ist zu erklären, daß die Menschen immer darüber nachgesonnen haben, wie ihnen diese Arbeit abgenommen werden könne. Wissenschaft, Technik, Tüftler und Zeitgeist ermöglichten es endlich.

Menschheitsziel: Sieg über den Hunger.

Gleiches gilt im übrigen für die Nahrungsbeschaffung. Hunger war nie ein Zustand, den Menschen freiwillig akzeptiert haben. Alles haben sie unternommen, um endlich ausreichend satt zu werden. Die Abschaffung von Bewegung und Hunger sind sozusagen Lebensziele in der Menschheitsentwicklung. Tausende von Jahren hat es gedauert, bis sich schließlich ein spürbarer und bleibender Erfolg einstellte.

Früher und heute: Ein Blick auf die Energiebilanzen

Was trieb die Menschheit dazu? Ganz einfach – der Zwang zum Überleben. Ihr biologisches Programm. Körperliche Anstrengung kostet Energie. Nahrung bringt Energie. Überleben ist nur möglich, wenn die Energiezufuhr der Energieausgabe entspricht. Wer täglich 4000 Kalorien beim Laufen verbraucht, um in einem großen Gebiet gerade einmal 2000 Früchtekalorien zu finden, wird aufgrund der negativen Energiebilanz des Hungers sterben. So wird das biologische Programm keinen lebenden Organismus auf Trab bringen, wenn Energie nur kostet, dagegen aber keine Energieeinnahme steht. Bewegung und Nahrungsaufnahme sind – so gesehen – die zwei Seiten der gleichen Medaille.

Daher wundert es auch nicht, daß die Evolutionsforscher an zahlreichen menschlichen Gesellschaften auf dieser Welt belegen konnten, daß nicht alles gegessen wird, was prinzipiell eßbar ist. Die Menschen in einer bestimmten Umgebung wählen genau die eßbaren Quellen, die mit der geringsten Energieausgabe die optimale Energiezufuhr garantieren. Das nennen die Wissenschaftler die „optimale Nahrungssuche". Bei zahllosen Tierarten ist bestätigt worden, daß die „optimale Nahrungssuche" sich an der totalen Energiebilanz orientiert. Auch bei Menschen. Zumindest ganz früher.

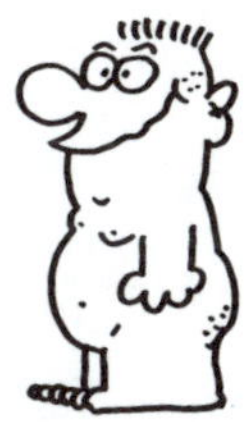

Von Natur aus ist der Mensch ein Kalorienjäger.

Ein Beispiel, das ich bei Marvin Harris, einem berühmten US-Ethnologen gefunden habe, möchte ich Ihnen vorstellen: In einem Waldgebiet leben Wildschweine, Ameisenbären und Fledermäuse, die prinzipiell gejagt und verzehrt werden können. Angenommen ein Wildschwein entspräche 20.000 Kalorien, ein Ameisenbär 10.000 Kalorien, und eine Fledermaus 500 Kalorien. Wenn ein Jäger nun erfahrungsgemäß jeweils vier Stunden jagen muß, um entweder ein Wildschwein, einen Ameisenbären oder eine Fledermaus zu ergattern, so werden Jäger unter solchen Bedingungen nur Wildschweine jagen. Jede Stunde Energie, die sie ausgeben, um Fledermäusen nachzustellen, ist unökonomisch, da sie mehr kostet als sie einbringt – im Gegensatz zu einem Wildschwein. In der Tat richten sich Jäger und Sammler nach diesen Prinzipien. In Gegenden, in denen es nur wenig ökonomisch zu jagendes Großwild gibt, werden Maden und andere Insekten gesammelt, weil es keinen Sinn macht, drei Tage zu jagen, um ein großes Tier zu bekommen. Da ist es dann energiesparender, einige Stunden am Tag Ameisen und Raupen zu sammeln, um eine sichere Energiezufuhr zu haben.

Die Evolution hat nie an den Supermarkt gedacht.

Offenbar haben wir Programme durch die Menschheitsentwicklung in uns, die uns eine energiezehrende körperliche Aktivität nur dann genehmigen, wenn dabei entsprechend Nahrungsenergie hereinkommt. So flüstert uns die Software der Evolution ständig zu: Meide jede Bewegung, die nicht der Nahrungsaufnahme dient! Offenbar hat die Evolution noch nicht gemerkt, daß wir nicht mehr Wildschweinen oder Fledermäusen nachjagen müssen, sondern tiefgekühlte panierte Schweinekoteletts in jedem Supermarkt bekommen, den wir mit dem Auto anfahren, und selbst das Kotelett noch im Einkaufswagen transportieren, damit wir auch diese letzte körperliche Anstrengung des Tragens vermeiden.

Das ist der Punkt. Auf das Fahrrad kriegt uns also nur der Hunger, wenn zehn Kilometer weiter die einzige Imbißbude offen hat. Gartenarbeit unterziehen wir uns nur, weil der Gärtner 70 Mark die Stunde kostet, und wir

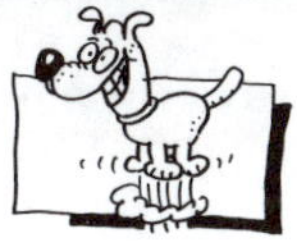

uns dann kein anständiges Essen mehr leisten könnten. Und auf dem Heimtrainer strampeln wir nur so lange, bis das Gefühl, völlig umsonst soviel Geld ausgegeben zu haben, weniger intensiv ist, als der evolutionäre Drang, jede unnütze Bewegung unbedingt zu meiden. Unter diesen Umständen ist es wohl schlecht bestellt, wenn ich Sie dazu aufmuntern möchte, aktive Bewegung in die PfundsKur einzubauen.

Höherer Grundumsatz heißt höherer täglicher Kalorienverbrauch

Die Evolution ist klug, lassen Sie uns zusammen klüger sein. Es hat, wie zahllose Erfahrungen beweisen, offenbar überhaupt keinen Sinn, sich unter einen Leistungszwang zu aktiver körperlicher Bewegung zu setzen. Aus dem gleichen Grunde scheitern auch die Blitz- und Crash-Kuren, die ebenfalls nur die Intelligenz der biologischen Software herausfordern und den Wettstreit kläglich verlieren. Mit ein bißchen List läßt sich doch etwas erreichen. Aber nur, wenn Sie auch wollen. Ich komme gleich darauf zurück.

Grundumsatz ist Kalorienverbrauch in Ruhe – über 24 Stunden.

Zum besseren Verständnis einige Informationen: Die Gesamtenergiebilanz eines Menschen setzt sich aus mehreren Komponenten zusammen. Sehen wir einmal kurzfristig vom konkreten Kotelett als Input und vom schnellen Radfahren als Output ab. Da ist zunächst der Grundumsatz. Dieser medizinische Fachbegriff bezeichnet den Energieumsatz. Das sind die Kalorien, die ein Menschenorganismus grundsätzlich in 24 Stunden verbraucht, wenn er still, schlafend und meist ruhig im Bett liegt. Es ist der Kalorienverbrauch, der für die Aufrechterhaltung der inneren Lebensfunktionen benötigt wird, wie Herzschlag, Atmung, biochemische und andere stoffwechselaktive Prozesse, Hirnfunktionen, Muskelspannung und vieles mehr, was alles im Körper auch während absoluter Ruhe ablaufen und mit Energie gespeist werden muß.

Wissen Sie, wie hoch Ihr Grundumsatz ist? Die PfundsKur sagt es Ihnen, für Frauen und Männer gelten die beiden folgenden Schaubilder:

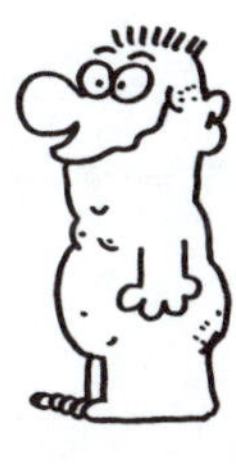

Bestimmen Sie Ihren Grundumsatz!

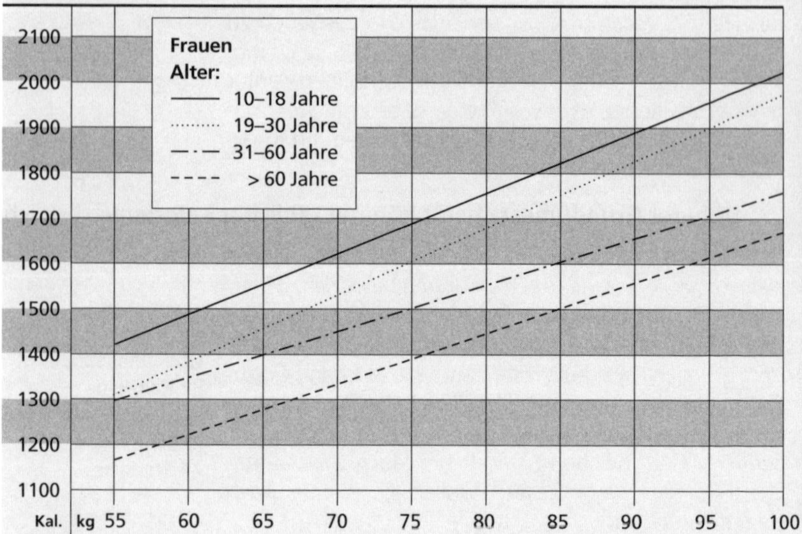

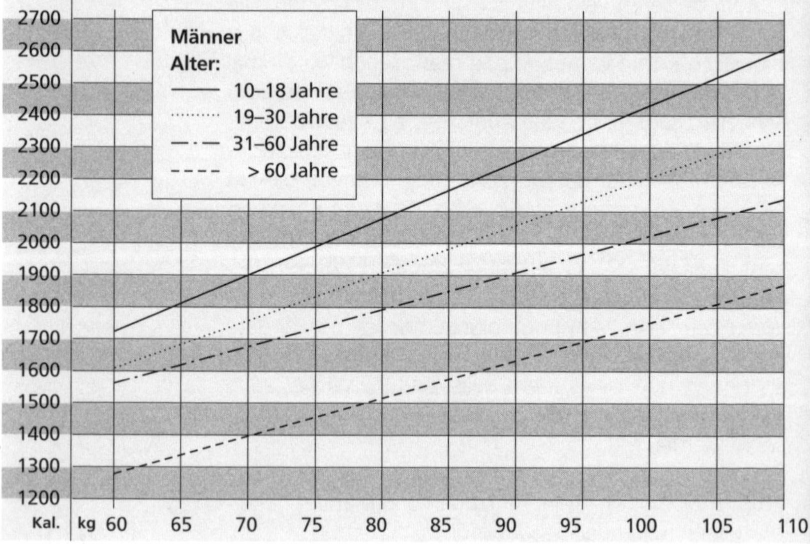

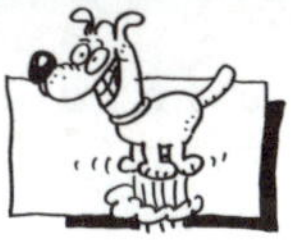

Sie bestimmen Ihren Grundumsatz! Wählen Sie das zutreffende Schaubild und zeichnen Sie eine senkrechte Linie nach oben an der Stelle, an der auf der waagerechten Achse Ihr Körpergewicht angegeben ist. Ihr Strich nach oben trifft auf eine von vier Linien, die Ihrem Altersbereich entspricht. Stop. Jetzt zeichnen Sie waagerecht die Linie nach links und können dort ablesen, wieviel Kalorien Sie als Grundumsatz – wahrscheinlich – verbrauchen. Wahrscheinlich, sage ich deshalb, weil diese Zahl, die Sie gerade abgelesen haben, im Einzelfall nach oben oder unten etwas schwanken kann, denn kein Mensch hat denselben Stoffwechsel wie der andere. Diese Kurven habe ich für Sie nach Formeln der Weltgesundheitsbehörde (WHO) gezeichnet. Sie sind wissenschaftlich erprobt und geprüft. Aber auf 100 Kalorien, mehr oder weniger können sie im konkreten Fall natürlich nicht genau sein. Immerhin, Sie haben jetzt einen Anhaltspunkt für Ihren Grundumsatz.

Gute und schlechte Futterverwerter
Es gibt Menschen, deren Grundumsatz weicht von diesen Formeln ab. Noch ist ungeklärt, warum bei ihnen weniger Energie umgesetzt wird. Gut untersucht ist in den USA ein Indianerstamm, die Pimas, die genetisch zu Zuckerkrankheit und Übergewicht disponiert sind. Über ein Drittel der Pima-Indiander mit einem geringen Grundumsatz (um 1200 kcal/Tag) nehmen in vier Jahren mehr als 10 kg zu. Die schlechten Futterverwerter unter den Pimas, die einen hohen Grundumsatz von etwa 1800 kcal/Tag haben, nehmen nur in 5 Prozent der Fälle in dieser Zeit um 10 kg zu. Das ist ein gewaltiger Unterschied.

Wenn manche Menschen fest daran glauben, daß sie mit 1000 Kalorien, am Tag an Gewicht zunehmen, dann irren sie allerdings. So tief ist auch der Grundumsatz bei den allerbesten Futterverwertern nicht abgesunken, daß 1000 Kalorien, den gesamten Energiebedarf in Ruhe abdecken. Selbst die körperlich kleinen Pima-Indianer liegen mindestens noch bei 1200 Kalorien am Tag.

Enttäuscht? Oder verunsichert? Die Kalorienzahl, die Sie gerade für sich bestimmt haben, ist das Minimum an Kalorien, das Ihre Existenz sichert. Weniger können Sie nicht essen, denn dann käme Ihr Energiehaushalt selbst im Dauerschlaf an den Rand des Hungertodes. Vorher würden natürlich alle stillen Reserven, die in Fettzellen

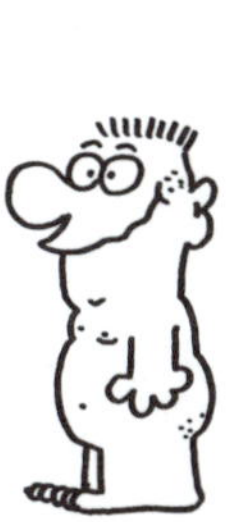

gespeichert sind, aber auch Muskeln mit ihrem Eiweißgehalt aufgezehrt. Sie halten es schon eine Weile aus, unterhalb Ihres Grundumsatzes zu essen. Aber eben nicht dauerhaft.

Wir kehren zurück zu unseren Vorfahren, die natürlich auch ihren Grundumsatz ersammeln oder erjagen mußten. Dabei mußten sie flink und schnell sein. Doch flinke schnelle Bewegung kostet Extra-Energie – über den Grundumsatz hinaus. Diese Extra-Energie, die ein Menschenkörper benötigt, um die Lauf-, Hebe-, Sprint-, Spurt- und Tragearbeit zu leisten, wird als „Arbeitsumsatz" bezeichnet. Wie hoch Ihr Arbeitsumsatz ist, das – leider – kann ich Ihnen nicht als Wert in einer Grafik oder aus einer Formel errechnet angeben.

Arbeitsumsatz verbraucht Extra-Energie

Denn es kommt darauf an, wie schwer Ihr Beruf Sie körperlich oder geistig in Anspruch nimmt, ob Sie Mutter oder Vater von einem oder drei Kindern sind oder/und sich als Hobby-Tänzer oder Tänzerin, als Briefmarkensammler oder Hobby-Stickerin etc. betätigen. Aufgrund der bundesdeutschen Statistik jedenfalls ist der Arbeitsumsatz im Durchschnitt eher bescheiden, weil wir von Natur aus so programmiert sind, unsere Bewegungskalorien möglichst klein zu halten.

Eine Faustregel lautet: Grundumsatz plus 30 Prozent. Das dürfte Ihr Gesamtumsatz sein, wenn Sie Ihre berufliche Schreibtischarbeit beenden, um anschließend vor dem Schlafengehen noch ein paar Stündchen fernzusehen. Einkaufen, Gartenarbeit, Treppen steigen, Tennisspielen, Autowaschen, Spazierengehen, sich um Kinder kümmern, zählt Extra-Kalorien für den Arbeitsumsatz. Mehr als 50 Prozent Arbeitsumsatz ist selten, von Boris Becker, Jan Ulrich und anderen Schwerarbeitern einmal abgesehen.

Was leistet der Stoffwechsel?
Die Verarbeitung der Nahrung im Körper durch den Stoffwechsel nennen Experten postprandiale Thermogenese. Dieser Vorgang verbraucht auch Energie, was man jedoch außen vor lassen kann. Diese Art Umsatz spielt keine nennenswerte Rolle. Vom Essen ist noch keiner schlanker geworden.

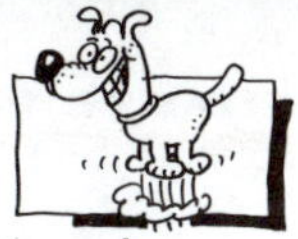

Damit haben Sie einen ungefähren Anhaltspunkt, wie hoch Ihr Gesamtenergieverbrauch liegt. Konkret: Nach dieser Berechnung liegt eine 30jährige Frau mit 75 kg Gewicht bei 1600 kcal Grundumsatz. Plus 30 Prozent Arbeitsumsatz (kaum körperliche Bewegung) ergeben dann knapp 2100 kcal am Tag für eine Abschätzung des Gesamtumsatzes. Das ist nicht sehr viel, wenn wir bedenken, daß diese Energiemenge mit einer Bratwurst, Pommes und Majo bereits zur Hälfte abgedeckt ist. Kommen noch ein Viertele Wein, eine Packung Erdnüsse und ein paar Käsehappen hinzu, dann wäre bereits die Tagessumme total verbraucht. Zugegeben, davon lebt sich schlecht, satt wird man sicher überhaupt nicht, und die Nährstoffversorgung ließe ebenfalls zu wünschen übrig. In der PfundsKur erfahren Sie, wie Sie sich ein besseres Tagesmenü zusammenstellen können. Wenn Sie Ihre Fettaugen im Blick haben, dann können Sie mit Obst, Gemüse und Brot schon auf andere Mengen kommen, bei auch nur 2000 kcal am Tag.

Bei Blitz- und Crash-Diäten werden Muskeln abgebaut, weil dem Körper lebensnotwendiges Eiweiß fehlt. Das ist der Grund, warum immer weniger Kalorien verbraucht werden, bis es schließlich zum Gewichtsstillstand kommt.

Mehr Spielraum beim Essen

Ein Ausweg wäre es, einfach den Grundumsatz zu erhöhen, damit Sie 24 Stunden am Tag mehr Kalorien verbrauchen. Als zweite Möglichkeit können Sie Ihren Arbeitsumsatz steigern. Dann bekommen Sie, was das Essen angeht, mehr Spielraum. Das ist leichter gesagt als getan, aber nicht unmöglich.

Der Grundumsatz eines Menschen hängt ganz entscheidend von seiner Muskelmasse ab. Fettzellen sind leider keine großen Energieverbraucher. Wenn Sie also Ihre Muskeln vermehren, steigt Ihr Grundumsatz. Das klingt verlockend.

Muskelaufbau gelingt z.B. mit Kraftsport und anderen körperlichen Aktivitäten, bei denen Muskelgruppen trainiert werden. Auch wer viel Fahrrad fährt, bekommt langfristig mehr Muckis, aber nur langfristig bei häufigem Training. Eine Sonntagsradtour regt die Muskeln leider nicht zur Vermehrung an. Aber halten wir fest: Der Basis-Energieverbrauch über 24 Stunden am Tag wird

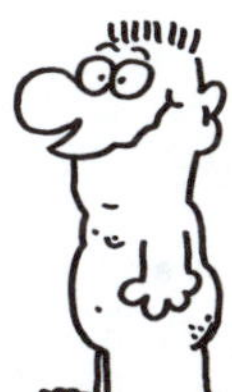

ganz entscheidend von der Muskelmasse bestimmt. Hier gibt es die Möglichkeit, für eine Steigerung zu sorgen.

Als zweite Energieverbrauchsquelle kann der Arbeitsumsatz gesteigert werden. Klar, Sporttreiben, Fahrradfahren, Jogging, Walking, jede körperliche Bewegung kostet Kraft – somit Energie. Aber da haben wir ein großes Problem. Es gibt kaum einen inneren Ansporn, der uns lustvoll auf's Fahrrad bringt und eine Stunde fröhlich radeln läßt. „Meide jede Bewegung, die nicht der Nahrungsaufnahme dient", erinnern Sie sich?

Die Lust an der Bewegung kommt erst mit der Zeit

Erst einmal ist aktive Bewegung so richtig unangenehme Arbeit.

In der Tat, Untersuchungen zeigen, daß die persönliche Lustbilanz bei Menschen, die beschlossen haben, dreimal in der Woche ein Bewegungstraining zu absolvieren, bis zu zehn Wochen lang negativ bleibt. Heißt im Klartext: Von Spaß und Freude an der aktiven Bewegung kann keine Rede sein. Das ist schlichtweg Pflichterfüllung und harte Arbeit. Wenn Sie also, bisher eher der Ruhe zugeneigt, für sich beschließen, das Fahrrad aus dem Keller zu holen und sich auf den Sattel zu schwingen, dann merken Sie schnell: Die Gelenke tun weh, der Sattel ist hart, der Schweiß fließt, die Beine werden matt, es ist anstrengend, und der innere Wunsch wächst, lieber abzusteigen und das Rad an die Hand zu nehmen. Entscheiden Sie sich für das schnelle Gehen, Walking genannt, dann wird es mit der Lustbilanz nicht anders aussehen. Nach spätestens fünf Minuten taucht die unmißverständliche Frage auf: „Warum tue ich mir das an?" Denn schnelle Effekte, die man positiv verspürt, sind nach 30 Minuten Walking nicht zu vermelden. Im Gegenteil.

Das Vertrackte ist, daß Freude, Spaß, Wohlbefinden, ja ein richtig lustvolles Erleben sich erst mit der Zeit einstellen. Und das kann Wochen dauern. Dann allerdings, so berichten Menschen, die diese Durststrecke durchlitten haben, können sie sich gar nicht mehr vorstellen, ohne die Lust an der Bewegung zu leben. Dann plötzlich fehlt ihnen etwas im Leben, wenn sie den Tag bewe-

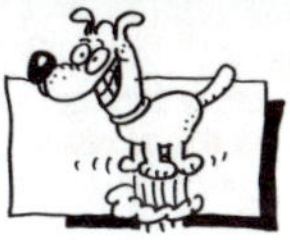

gungsarm verbringen müssen. Wichtig ist, dieses vertrackte Prinzip zu erkennen.

An aktive Bewegung müssen wir uns erst gewöhnen. Es ist wie beim Essen. Im Verlauf der PfundsKur werden Sie erleben, wie gut Ihnen fettärmere Gerichte schmekken. Ja, bald stellen Sie fest, daß Ihnen fettriefende Pommes oder Bratkartoffeln überhaupt nicht mehr schmekken. Doch beim Essen gilt wie bei der Bewegung: Dieser Prozeß ist ein Trainingsprozeß, der eine Eingewöhnungsphase erfordert.

Die PfundsKur möchte Ihnen verschiedene Möglichkeiten anbieten, um die innere Abneigung gegen mehr aktive Bewegung zu überwinden. Denn wie schön wäre es, wenn Sie in wenigen Wochen mit Spaß Ihre Muskeln bewegen und mit Genuß beim Essen etwas zulegen können. Wir haben uns pfiffige Tips ausgedacht, die auch bei Ihnen funktionieren werden. Vorausgesetzt allerdings, Sie lassen sich auf dieses Abenteuer ein.

Das Glotzauge zählt die Zeiten der Bewegungslosigkeit

Da ist zunächst der Faktor „Immobilität", also das Gegenteil von Mobilität. Immobil sind wir alle vor dem Fernseher, beim Lesen, vor dem PC, natürlich auch im Bett und am Schreibtisch. Bei diesen Aktivitäten, die sämtliche Muskeln völlig in Ruhe lassen und nur die Hirnzellen beanspruchen, wird über den Grundumsatz hinaus kaum Energie verbraucht. Das sind – was die Muskeln angeht – sogenannte Schlaffzeiten. Immobilität – darüber sind sich die Experten einig – ist auch ein gesundheitlicher Risikofaktor, wenn sie das Leben bestimmt. Ob und in welchem Umfang intensiver Sport wirklich „gesund" ist, darüber sind die Expertenmeinungen schon geteilt. Doch bei Immobilität gibt es keine Diskussion. Darum konzentrieren wir uns zunächst auf die Schlaffzeiten.

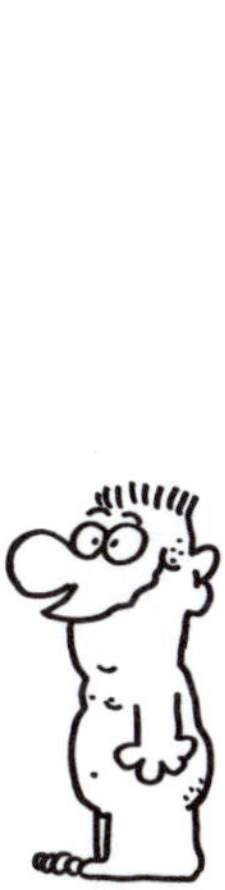

Es gibt biologisch notwendige und beruflich unausweichliche Schlaffzeiten, die zur Ruhe und Inaktivität zwingen. Daran wird auch nichts zu ändern sein, denn Schlafen und am Schreibtisch, hinter dem Schalter, am

Eine halbe Stunde Schlaffzeit gibt ein Glotzauge.

Lenkrad oder sonstwo zu arbeiten, das muß einfach sein. Acht Stunden Bettruhe, okay. Lassen wir auch, wenn Sie berufstätig sind, die Arbeit außer acht. Frage: Wie mobil füllen Sie die Zeit, über die Sie selbst bestimmen können? Vorschlag: Wir bestimmen eine neue Maßeinheit, das Glotzauge. Wenn also nur das Hirn arbeitet, verarbeitet es dann meistens Signale, die durch das Auge einfallen, dann entspricht eine halbe Stunde genau einem Glotzauge. Einverstanden?

Die Glotzaugen stehen also für die immobile Zeit – ausgenommen Schlaf und Beruf. PfundsKur-Ziel: Nieder mit den Glotzaugen. Steigerung der Mobilität, was überhaupt noch nichts mit Sport zu tun hat. Einfach aktiver, beweglicher sein im Alltag. Das ist das nächste Ziel. Für die nächste Woche besprechen wir dazu gleich eine kleine Hausaufgabe.

Wie Sie Ihr Durchhaltevermögen steigern können

Zurück zur Lustbilanz, die den Drang aufs Fahrrad, die Motivation zum Walking, den Spaß an Kraft- und Ausdauertraining anfänglich nicht fördert, weil sie zunächst partout nicht lustvoll-positiv werden will. Doch Sie wollen Ihren Grundumsatz steigern, Ihren Arbeitsumsatz erhöhen, um Ihre Figur zu optimieren. Und genußvoll Essen möchten Sie auch.

Belohnen Sie sich für jede Aktivität, aber nicht mit Schokolade.

Sie wissen jetzt, daß aktive Bewegung erst nach Wochen Spaß macht. Darum sind Sie nicht mehr enttäuscht, wenn die erste Radtour ein bißchen quälend wird und Ihr inneres Programm Ihnen zuflüstert: „Absteigen, aufhören!" Das ist beim Schwimmen und beim Walking nicht anders. Aber Sie stellen sich die Zeit danach vor und halten durch. Sie vertrauen auf die positive Lustbilanz, die mit Sicherheit kommt. Vielleicht belohnen Sie sich für Ihr Durchhaltevermögen mit einem kleinen oder großen Geschenk, das Sie sich dann gönnen. Das ist eine Möglichkeit, langfristig aktiver zu werden.

Wenn Sie gerne mit anderen Menschen zusammen sind, dann ist das ein großes Plus. Denn Sie können dann aktive Bewegung mit sozialem Leben koppeln. Sie ler-

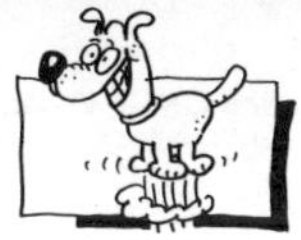

nen Menschen kennen, mit denen Sie gemeinsam die Durststrecke der ersten Wochen erleben. Das erträgt sich dann viel leichter. Hier bietet Ihnen die PfundsKur jede Menge Möglichkeiten, denn die AOK organisiert mit vielen Partnern in ganz Baden-Württemberg ein riesiges Angebot interessanter Aktivitäten – für Menschen wie Sie. Die PfundsKur setzt Sie in Bewegung!

Machen Sie doch gleich ein Kreuz in das Kästchen, wenn Ihnen beim Lesen des Angebots spontan einfällt: „Toll, das wäre was für mich".

☐ **AOK-Bewegungsangebote:** Eine ideale Ergänzung zum PfundsKur-Ernährungsprogramm sind die AOK-Bewegungsangebote wie z.B. AOK-PfundsKur-Aerobic und AOK-PfundsKur-Gymnastik.

☐ **Walking:** Das schnelle Gehen (110 bis 120 Schritte in der Minute) ist ein sanftes Ausdauertraining. Es macht einen Riesenspaß, wenn man in Gruppen walkt, ein Schwätzchen hält und die Natur genießt. Die Walking-Treffs des Württembergischen und Badischen Leichtathletikverbandes gibt es überall im Ländle.

☐ **AOK-Rad-Treff:** Gemächlich in die Pedale treten. Radeln in der Gruppe. Extra für PfundsKur-Teilnehmerinnen und Teilnehmer ein spezielles Einsteigerprogramm. In Kooperation mit den Radsportverbänden in Baden-Württemberg, damit Experten Sie beraten können, wie Sie richtig in den Sattel kommen.

☐ **„fit und gesund"-Angebote:** Eine große Auswahl bieten die PfundsKur-Partner Schwäbischer und Badischer Turnerbund in Zusammenarbeit mit der AOK. In allen „fit und gesund"-Vereinen können Sie sich sehen lassen, mitmachen und testen, ob Ihnen die Gruppe gefällt, die Bewegung zusagt und Sie Ihre Lustbilanz verbessern können.

Genaue Informationen über alle PfundsKur-Termine, die Sie in Bewegung bringen, erhalten Sie bei jeder AOK in Baden-Württemberg, beim jeweiligen Sportverein und ständig im Internet unter

www.pfundskur.de

Reizen Sie die Themen: Body-Workout, Bauch-Beine-Po, Fit mit 50, kein Kreuz mit dem Kreuz oder Gymnastik für Mollige? Dann nichts wie hin.

Alle diese tollen und vielfältigen AOK-Aktivitäten und Angebote der Sportverbände und -vereine, die Sie in Schwung bringen, brauchen während der PfundsKur 2000 nur einen kleinen inneren Anstoß, der heißt: Ich gehe hin! Und auch nach der PfundsKur sind die AOK und ihre Partner mit ihren Angeboten weiterhin für Sie da. Halten Sie sich fit und gesund.

Ist Ihre Entscheidung schon gereift? Machen Sie mit, die Gelegenheit, so richtig in Schwung zu kommen, zusammen mit Menschen, die – wie Sie – die PfundsKur machen, ist einmalig. Nutzen Sie die Gemeinschaft, um die Durststrecke des Beginns so angenehm wie möglich zu überstehen.

Die Trainingsaufgaben der vierten Woche

Erste Aufgabe: Überprüfen Sie Ihre Fettaugenbilanz!

Trainieren Sie weiter, Ihre festgelegte Anzahl von Fettaugen einzuhalten. Nutzen Sie die Möglichkeit, Guthaben zu bilden oder Kredit zu beanspruchen. Wichtig ist allein, daß die Wochenbilanz stimmt.

Haben Sie in der vergangenen Woche Ihre geplante Fettaugenbilanz einhalten können?

- Ja, dann herzlichen Glückwunsch. Bleiben Sie auch in der vierten Woche bei Ihrer Zielvorgabe.
- Nein, Sie haben mehr Fettaugen verbraucht als geplant? Kein Problem, denn dann war nur Ihr Ziel zu hoch gesteckt. Sie haben erfahren, was Sie sich zumuten können und was nicht. Aufgrund dieser Erfahrung sollten Sie sich für die vierte Woche ein Ziel setzen, das Sie wirklich erreichen können. Gestehen Sie sich mehr Fettaugen zu.
- Lesen Sie nochmals die Fettaustauschliste (Seite 68) durch. Je mehr Lebensmittel Sie tauschen, um so leichter fällt das Fettsparen. Tausch ist immer viel leichter als Verzicht!

Zweite Aufgabe: Überwachen Sie Ihre Glotzaugenbilanz

Sie erinnern sich: Schlaffe Zeiten im Bett und im Büro zählen nicht, sie sind notwendig oder unvermeidbar. Glotzaugen gibt es nur für immobile, freie Zeit, die mit Sitzen und Liegen zugebracht wird. Jede halbe Stunde vor dem Fernseher, am Telefon, vor dem PC, im Sessel, am Tisch, auf der Couch wird mit einem Glotzauge be-

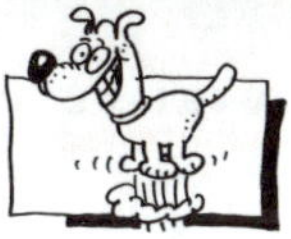

punktet. Spüren Sie Ihre Glotzaugen auf. Ziehen Sie abends kurz vor dem Schlafengehen Bilanz. Die nachfolgende Tabelle hilft Ihnen, den Überblick zu behalten. Ziel: Sie sind kritisch, mogeln nicht und notieren einfach die Glotzaugen, die Sie am Tag abgesessen oder abgelegen haben.

Die vierte Woche	**Mo**	**Di**	**Mi**	**Do**	**Fr**	**Sa**	**So**
Hier Ruhezeiten notieren: 1/2 Stunde „Ruhe“ = 1 Glotzauge (GA) z.B. Fernsehen 1,5 Std. = 3 Glotzaugen = 3 GA Zeitung lesen 1 Std. = 2 Glotzaugen = 2 GA							
Tagessumme:							
	Wochenbilanz: I__I__I__I Glotzaugen						

Dritte Aufgabe: Lesen Sie unsere Fettspartips

Lassen Sie sich von den PfundsKur-Fettspartips inspirieren, die Sie ab Seite 90 finden. Je mehr Fettspartips Sie beherzigen, desto leichter fällt es Ihnen, Ihre Fettaugenbilanz einzuhalten. Tips, die Ihnen praktikabel erscheinen, können Sie sich auf einen Zettel schreiben und in der Küche ankleben. Damit Sie immer wieder daran erinnert werden.

Es gibt viele Möglichkeiten, ohne Geschmackseinbußen etwas Fett zu sparen. Sie werden noch erfahren, daß Fett nicht einmal unbedingt immer den Geschmack verbessert. Sie wissen selbst aus Erfahrung, daß ein nicht reifer Camembert mit viel Fett weniger gut schmeckt als ein reifer, der weniger Fett enthält. Es ist also nicht nur das Fett, das uns Menschen gut schmeckt.

Neu: Die 20 Fettspartips der PfundsKur 2000

- **Tip 1:** Nutzen Sie weiter die fettärmeren Varianten, besonders bei allen Milchprodukten und Wurstwaren. Die Fettaustauschliste gibt Ihnen Anregungen.
- **Tip 2:** Fettsparende Zubereitung wirkt Wunder. Folienkartoffel mit Kräuterquark statt Pommes frites mit Mayonnaise. Schnitzel natur statt Schnitzel paniert. Da geht es schnell um 30–50 g mehr oder weniger.
- **Tip 3:** Rühren Sie Quark mit einem geringen Fettgehalt mit sprudelndem Mineralwasser (kein stilles Wasser) glatt. Dadurch erreichen Sie einen weichen, cremigen Geschmackseindruck.
- **Tip 4:** Streichfette nehmen wir oftmals nur aus Gewohnheit. Irgendwie darf der Käse oder die Wurst nicht vom Brot fallen. Streichfett – sozusagen – als Klebstoff für den Belag. Dabei bringen Wurst und Käse durch ihren Fettgehalt genug geschmacksverstärkende Wirkung. Als Klebstoff läßt sich gut fettarmer Cremequark verwenden.
- **Tip 5:** Streichfette, die als Halbfettprodukte angeboten werden (Margarine, Butter) sparen auch 50 Prozent Fett. Sie müssen allerdings entscheiden, ob Sie sich diesen „Luxus" gönnen, denn mit einer halben Portion erreichen Sie den gleichen Effekt. Dünner streichen und Kosten sparen oder gewohnte Striche über das Brot und dafür mehr ausgeben.
- **Tip 6:** Salatdressings gelingen hervorragend auf Joghurtbasis. Fertige Kräutermischungen für Salate können eingerührt werden. Auch hier glättet ein Schuß Mineralwasser die Soße mit beachtlicher Geschmacksverbesserung.
- **Tip 7:** Ziehen Sie die Haut vom Geflügel ab, so sparen Sie die Hälfte an Fett.
- **Tip 8:** Für die PfundsKur-Zeit bietet der Lebensmittelhandel extra gekennzeichnete Produkte mit einem vertretbaren Fettgehalt an. Also, achten Sie auf das PfundsKur-Zeichen beim Einkauf von Milch- und Wurstprodukten.

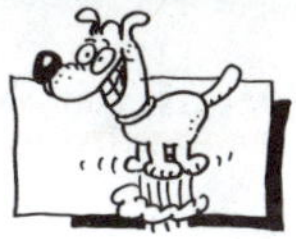

- **Tip 9:** Falls Sie keine solchen Produkte bei Ihrem Kaufmann finden: Fragen Sie nach dem Fettgehalt. Viele Fleischer und Firmen stellen bereits sehr gute Qualitäten mit verringertem Fettgehalt her. Faustregel: Streichwürste sollten maximal 20 Prozent Fett haben. Das gilt auch für Salami und ähnliche Wurstsorten.
- **Tip 10:** Für Schnittkäse gilt: Weniger als 20 Prozent Fett absolut oder weniger als 30 Prozent Fett in der Trockenmasse (i.Tr.) sind ebenfalls empfehlenswert. Manchmal ist nicht der Fettgehalt angegeben, sondern die Fettgehaltsstufen: Dafür sind folgende Bezeichnungen zugelassen und üblich:

Die Fettgehaltsstufen und ihre Bezeichnungen

Bezeichnung	Fettgehalt in der Trockenmasse
Doppelrahmstufe	mindestens 60 %; höchstens 85 %
Rahmstufe	mindestens 50 %
Vollfettstufe	mindestens 45 %
Fettstufe	mindestens 40 %
Dreiviertelfettstufe	mindestens 30 %
Halbfettstufe	mindestens 20 %
Viertelfettstufe	mindestens 10 %
Magerstufe	weniger als 10 %

- **Tip 11:** Fettarmen Käse vor dem Verzehr längere Zeit bei Zimmertemperatur liegen lassen, dann schmeckt er noch besser.
- **Tip 12:** Trotz des gesunden Rufs können Müsli-Mischungen sehr hohe Fettgehalte aufweisen. Als Faustregel gilt, daß Nüsse und Samen (z.B. Sesam, Sonnenblumenkerne) einen extrem hohen Fettgehalt haben (ca. 40 g Fett in 100 g!). Fettarme Nüsse und Samen gibt es nicht. Einzige Möglichkeit: sparsam damit umgehen.
- **Tip 13:** Aktive in der Küche sollten ein gutes Keimöl verwenden (nach Geschmack natürlich auch Oli-

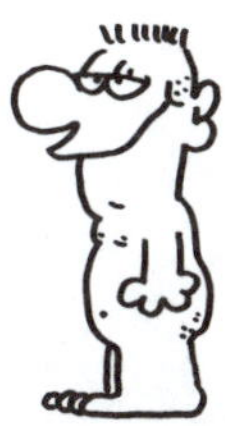

venöl). Kleben Sie senkrecht an die Ölflasche ein Klebeband und zeichnen Sie dort wöchentlich den „Ölstand" mit Datum ein. Nur so erfahren Sie, wieviel Öl beim Kochen und Braten verbraucht wird.

- **Tip 14:** Gerade beim Braten läßt sich viel Fett unterbringen, was später auf dem Teller fast unsichtbar ist. Kotelett und Schnitzel saugen, wenn sie paniert werden, Fett aus der Pfanne wie ein Schwamm auf. Sie sollten es einmal testen. Messen Sie das Bratfett zuvor ab und messen Sie nach dem Braten nochmals. Der Gewichtsunterschied hat sich in die Panade geschlichen. Günstiger: Pfanne dünn mit Öl auspinseln. Keine Panade verwenden.
- **Tip 15:** Ein Sonntagsbraten wird ohne Fett nicht gelingen, das sich später in der Soße versteckt. Nach dem Anbraten und vor dem Binden der Soße läßt sich das Fett mit einem Löffel abheben. Auch Küchenkrepp saugt das Fett weg. Im Fachhandel gibt es „Entfettungskännchen". Die Soße wird eingefüllt und wieder abgegossen. Dabei bleibt das Fett dann in dem Kännchen zurück. Eine sinnvolle Investition für ein paar Mark.
- **Tip 16:** Moderne Köche binden die Soße heute mit der natürlichen Stärke von Gemüse. Geben Sie ihrem Braten ein paar Stücke Sellerie, Mohrrüben, Porree und Zwiebeln bei. Nach dem Garen und Entfetten pürieren Sie die Gemüsebeigabe mit dem Schneidstab. So zaubern Sie eine wunderschön sämige Soße mit hervorragendem Geschmack.
- **Tip 17:** Beschichtete Pfannen helfen Fett sparen, ebenso wie fettaufsaugendes Backpapier z.B. für „Ofen-Frites". Speckscheiben werden entfettet und so richtig kroß zwischen Haushaltskrepp in der Mikrowelle.
- **Tip 18:** Achtung! Die sogenannte Diätmargarine hat genauso viel Fett wie eine normale Margarine. Sie enthält nur mehrfach ungesättigte Fettsäuren. Zum Fetteinsparen Halbfettbutter oder Halbfettmargarine einkaufen.

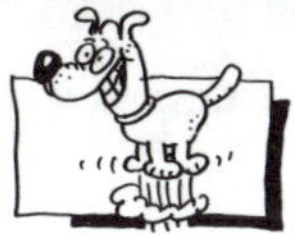

- **Tip 19:** Achtung! Diätprodukte allgemein (z.B. Diätkonfitüre) helfen nicht, Fett einzusparen. Sie sind zumeist für Diabetiker gedacht und enthalten weniger Haushaltszucker, dafür aber andere Süßungsmittel.
- **Tip 20:** Sie können auch Fett sparen, um sich dann bei einem richtig schönen Essen auch einmal etwas mehr Fett zu gönnen. Manche Speisen brauchen etwas mehr Fett. Manche Lebensmittel auch. Eine fettreduzierte Schokolade ist keine Schokolade mehr. Gehen Sie flexibel um mit Ihren Fettaugen.

Zur Vorbereitung der nächsten Woche

Welche Tips gefallen Ihnen? Versuchen Sie nicht, alles auf einmal in die Tat umzusetzen. Kreuzen Sie einen oder zwei Tips an, die Sie ganz bestimmt anwenden können. Nach und nach dann können Sie auch die anderen Tips in die Tat umsetzen. Sie kennen doch das PfundsKur-Prinzip: Nicht alles auf einmal, denn in kleinen Schritten kommt man sicherer ans Ziel. Viel Spaß und Erfolg in der vierten Woche mit Fettaugenbilanz, Austauschliste, Fettspartips und den Glotzaugen.

Ich werde folgende Tips auf jeden Fall ausprobieren:

	Nummern von 1–20	Erfahrungen mit diesem Tip
Tip		
Tip		
Tip		
Tip		
Tip		
Tip		

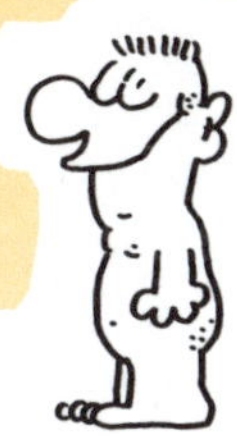

Fettarm essen ist keine Geschmacksfrage

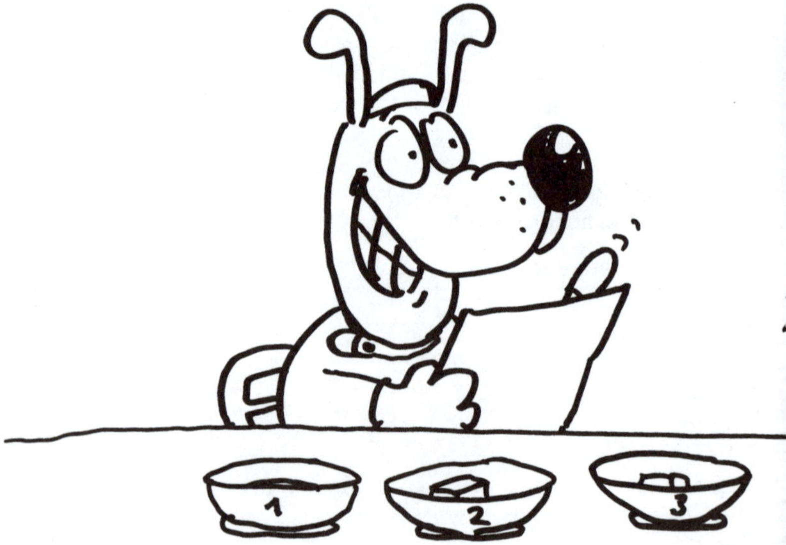

Testen Sie Ihren Geschmack. Wetten, daß Sie Butter oder Margarine unter Wurst- oder Käsebelag nicht herausschmecken. Fett ist ein toller Stoff, aber eine kleine Menge reicht bereits, damit es gut schmeckt. In einem Test erfahren Sie, wieviel Brötchen Sie essen müßten, um die Fettaugen der Bratwurst ins rechte Maß zu den Kohlenhydraten zu bringen.

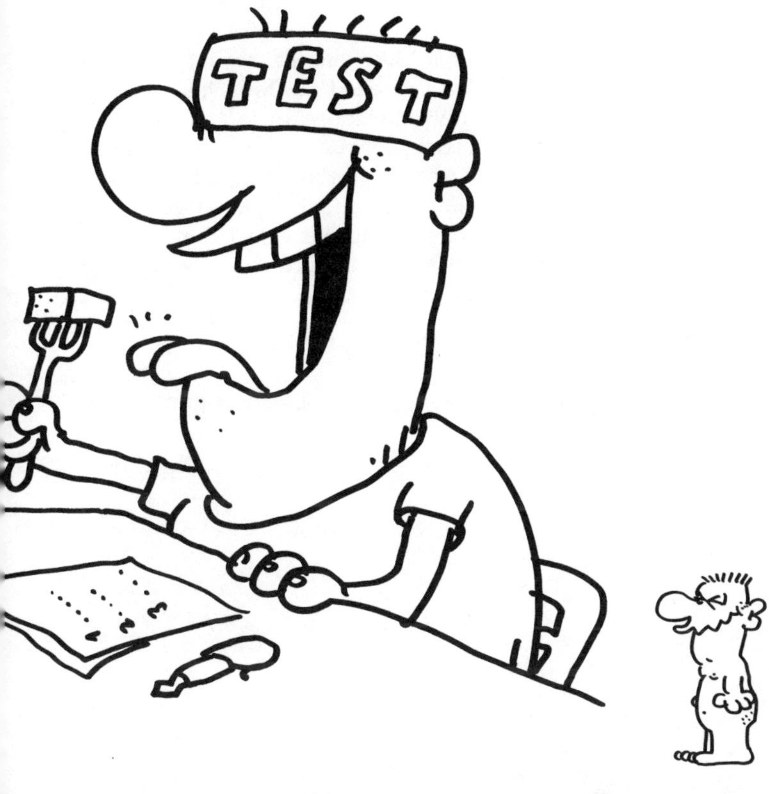

Dichtung oder Wahrheit?

Urteilen Sie selbst!

Ohne Fett kein Geschmack

Alles, was gut schmeckt, hat viel Fett. Je mehr Fett eine Speise enthält, umso besser schmeckt sie. Das liegt daran, daß Aromastoffe fettlöslich sind und sich nur entfalten können, wenn sie eine fetthaltige Umgebung haben. Der gesamte Eßgenuß wird so durch den Fettgehalt bestimmt. Alle Diätempfehlungen, die den Fettgehalt verringern, werden zu völlig fader, geschmackloser Nahrung, die kein Mensch lange essen wird. Das Essen wird durch Fett erst zum Eßerlebnis. Jede Köchin und jeder Koch weiß: „Der Stich Butter am Gemüse, das ist es!“

Nicht vorstellbar sind: Schokolade ohne Kakaobutter, Schweinebraten ohne Sahnesoße, Kuchen ohne Schlagsahne, Griechischer Salat ohne Olivenöl, Hühnersuppe ohne Fettaugen. Die Alltagserfahrung beweist, daß Nahrung erst durch Fett zum Essen wird. Jeder Versuch, Fett zu verbannen, ist unmenschlich und genußfeindlich. Wer gut essen will, der ist einfach auf viel Fett angewiesen. Das liegt in der Natur der Sache. Die Zunge ist der objektive Schiedsrichter.

☐ **Ist auch meine Erfahrung. Das ist völlig richtig.**

☐ **Überzeugt mich nicht. Ich habe da andere Erfahrungen.**

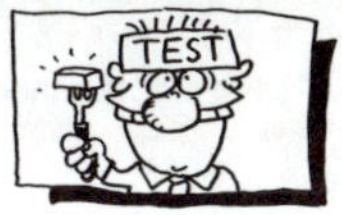

Über Geschmack läßt sich nicht streiten

Alle Menschen dieser Welt lieben Kaviar, Champagner, Fleisch, Bordeaux, Hamburger und Cola. Es liegt in der Natur des Menschen, daß seine Zunge die vier Geschmacksrichtungen süß, sauer, bitter und salzig unterscheiden kann. Ganz bestimmte Kombinationen, die sich daraus ergeben, führen im Gehirn aller Menschen biologisch und daher zwangsläufig zu einem lustvollen Geschmackseindruck. Diese Standards sind allen Menschen in die Wiege gelegt, und sie bestimmen darüber, ob etwas als wohlschmeckend empfunden wird. Weltweit erforscht die Nahrungsmittelindustrie diese lustvollen Geschmacksmuster, um die Geschmacksprofile neuer Produkte für den Weltmarkt zu gestalten. Der Firma Coca-Cola gelang das um die Jahrhundertwende, McDonald's in diesem Jahrhundert. Über Geschmack läßt sich nicht streiten, weil unsere Gene darüber bestimmen, was uns schmeckt. So erleben Menschen auch oft einen unwiderstehlichen Drang, ganz bestimmte Speisen zu essen. Das ist die innere Stimme der Natur, die den Appetit lenkt.

☐ **Einverstanden. Das denke ich auch.**

☐ **Ich halte das für ausgemachten Unsinn, weil längst nicht alle Menschen dieser Welt die gleichen Gelüste haben.**

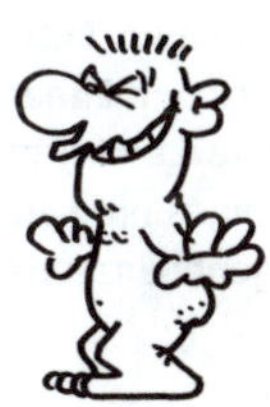

PfundsKur-Lektion 5:

Über Geschmack läßt sich nicht streiten?

Jeder Mensch glaubt, einen eigenen Geschmack zu haben. Manche bilden sich darauf sogar etwas ein. Der persönliche Geschmack ist ein Teil der eigenen Persönlichkeit. So verschieden die Geschmäcker auch sind, man kann trotzdem bestimmte Geschmacksmuster erkennen, die wenig individuell sind. Gerade beim Essen ist dies der Fall, denn man kann über die Welt verteilt sensorische Landkarten zeichnen, die erkennen lassen, welche Geschmacksrichtung in den betreffenden Landstrichen vorherrscht. Um den Globus läßt sich sogar eine Linie legen, oberhalb derer Hunde verhätschelt und unterhalb derer Hunde verspeist werden.

Können Sie sich vorstellen, daß sich jemand vor Ekel schüttelt, wenn er ein Stückchen Vollmilchschokolade essen soll? Daß jemand keine Erdbeertorte hinunter bekommt? Daß es jemanden anwidert, auch nur einen Schluck Milch zu probieren? Ja, daß es Menschen auf dieser Welt gibt, die lieber hungern, als einen Bissen von einer deutschen Speisekarte zu schlucken?

Können Sie sich vorstellen, daß Menschen ganz unglücklich sind, wenn sie keine Erbsensuppe, Spätzle, Rostbraten, belegte Brote, Kartoffeln, Buttercremetorte, Schweinebraten, Milch, Schokolade, Spaghetti, Hamburger, Rotkohl mit Rindsroulade oder Brot bekommen, sondern nur noch Tortillas, pürierte schwarze Bohnen, Stockfisch, schwarze Eier oder scharfes Chiligemüse. Wie ist das im Urlaub bei Ihnen? Kommt da nicht oft ein bißchen Heimweh nach der deutschen Küche auf?

Das gewohnte Geschmackserlebnis ist ohne jeden Zweifel ein ganz starkes Motiv, das erklärt, warum Menschen gerne essen. Dahinter steckt natürlich die weise Natur, die damit sicherstellt, daß wir auch tatsächlich essen. Die Nahrungsaufnahme ist eine der wichtigsten biologischen Funktionen, die das Überleben erst ermöglicht. Es wäre ein lebensgefährliches Risiko, wenn wir uns zum Essen zwingen müßten, weil wir keinen Eßgenuß

Resümee:

Der eigene Geschmack kann trainiert werden. Das ist die Chance im Schlaraffenland, denn mehr als 20 Fettaugen täglich runden sich zu unerfreulichen Figurproblemen. Fett ja, wo es den Eßgenuß verstärkt. Fett nein, wenn es die Fettaugenbilanz sprengt.

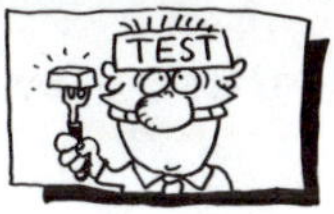

verspürten! Daß es uns also so gut schmeckt, ist weder Genußsucht noch eine schlechte Angewohnheit. Das ist schlicht die lebensnotwendige Voraussetzung.

Was uns aber gut schmeckt, hängt dennoch von den Gewohnheiten ab. Die Geschmäcker dieser Welt sind so vielfältig und verschieden, daß wir nicht glauben sollten, daß bestimmte Geschmackskomponenten für uns Menschen typisch sind. Die Völkerkundler haben lange Listen erstellt, was Menschen auf dieser Welt alles essen. Es gibt nichts, das – wenn es der Organismus verträgt – nicht auch irgendwo gerne gegessen wird. Millionen verzehren Insekten, was für unseren Kulturraum unvorstellbar ist. Mit Hunden und Katzen spielen wir in Deutschland lieber im Wohnzimmer und hegen nie einen Gedanken daran, sie in die Küche zu schleppen. Das ist einige Tausend Kilometer entfernt völlig anders.

Irgendwo auf der Welt essen Menschen alles, was eßbar ist.

Geschmack: Genetik und Gewohnheit

Allerdings gibt es eine Ausnahme. Forschungsergebnisse haben gezeigt: Der süße Geschmack auf der Zunge ist ein „Universalgeschmack", denn Neugeborene, wo auch immer auf dieser Welt, bekommen einen lustvollen Gesichtsausdruck, wenn man ihnen ein paar Tropfen Zuckerwasser auf die Zunge träufelt. Schmecken die Tropfen sauer, bitter oder salzig, dann bekunden die Gesichter der Neugeborenen eindeutig Abneigung. US-Professor Paul Rozin erklärt das so: „Die Vorliebe für den Süßgeschmack ist der Sicherheitsgeschmack der Evolution. Es gibt nichts Süßes auf der Welt, das für Menschen giftig ist." Jetzt wissen Sie, warum Sie gerne Süßes essen. Die süße Lust ist in den Genen verankert.

Auch im späteren Leben gibt Geschmack Sicherheit. Am typischen Geschmack erkennen wir den Apfel. Wir wissen dann aufgrund unserer Erfahrung, daß wir Obst mit einem solchen Geschmack risikolos essen dürfen. Haben Sie schon einmal eine exotische Frucht gekostet, die Sie nie zuvor im Munde hatten? Kennen Sie das Gefühl der leichten Unsicherheit, das sich erst dann gibt, wenn wir den Geschmack eingeordnet haben?

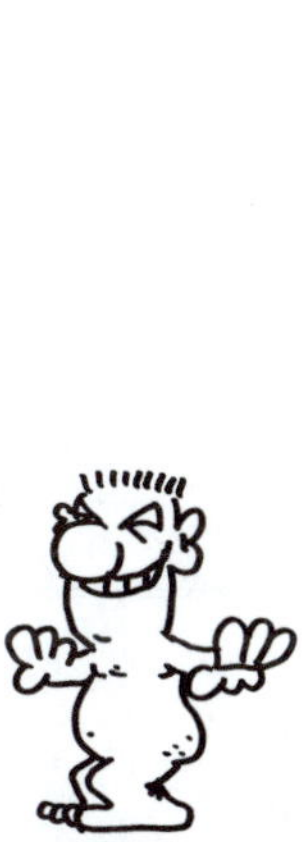

Jahrelanges Training ist nötig, um auf den typisch deutschen Geschmack zu kommen. Bei Neugeborenen besteht nur eine gewisse Vorliebe für alles Süße, aber die Vorliebe der Erwachsenen für Hummer, Oliven, Spargel oder Salzgebäck kennen kleine Babies (noch) nicht. Mit dem Geschmack ist es ähnlich wie mit der Sprache. Menschenkinder sind durch die Entwicklungsstrukturen ihres Gehirns grundsätzlich in der Lage, eine Sprache zu erlernen. Sie können auch Geschmacksunterschiede feststellen, denn die entsprechenden Geschmacksknospen und die Antennen für den Geruchssinn sind prinzipiell vorhanden. Doch ob ein Baby dann deutsch, chinesisch oder spanisch zu sprechen lernt, hängt ebenso von der Umwelt ab, wie die Geschmacksausrichtung auf Rostbraten, Schlange oder Paella.

Wir mögen eine Speise, weil wir sie essen.

Kinder wachsen am Familientisch in die Geschmackswelt der Eßkultur hinein. Sie lernen Speisen kennen, die Mutter und Vater auch essen. So orientieren sie sich am Vorbild, lernen durch Beobachtung und imitieren das Eßverhalten der Eltern. Auf diesem Weg haben wir alle Essen gelernt. Die Wissenschaft hat in den vergangenen Jahren genauer untersucht, wie solche Geschmacksvorlieben zustande kommen.

Ein entscheidender Faktor ist die Gewohnheitsbildung: Wir lernen einen Geschmack zu mögen, wenn wir ihn häufiger schmecken. Nichts Neues für Eltern, wenn sie intuitiv ihren Kindern raten: „Nun probier doch wenigstens einmal." Das ist die erste Voraussetzung dafür, daß der Geschmack schließlich als angenehm empfunden wird. Aber diese Gewohnheitsbildung durch immer wiederkehrende Erfahrung erklärt nicht alles.

Sie werden selbst erlebt haben, daß Ihnen ein Gericht „bis zum Hals steht", weil sie es zu oft gegessen haben. Ein immer wieder gleicher Geschmackseindruck führt zur Geschmackssättigung bis hin zur Abneigung. Jeder, der sich sein Leibgericht erhalten will, weiß, daß er es nicht zu häufig essen darf. Die Geschmackssättigung sorgt dafür, daß wir uns nicht zu eintönig, sondern abwechslungsreich ernähren.

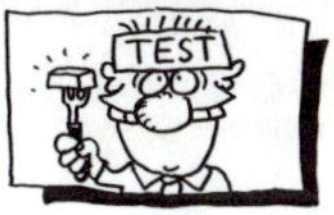

Geschmack als Teil der Persönlichkeit

Diese Erfahrung haben Kinder in ihrem jungen Leben aber noch nicht machen können. Eltern sind daher oft erstaunt, daß ihre Kinder tagelang die gleiche Speise verlangen. Spaghetti mit Ketchup, so scheint es, könnten manche Kinder jahrelang essen. Doch das läßt keine Mutter zu. Aus Sorge um eine vollwertige Ernährung setzt die Mutter die Spaghetti ab und bietet andere Speisen. Unbewußt beginnt diese Mutter aber jetzt durch die Verknappung der Spaghetti ein Training, an dessen Ende Spaghetti zum Leibgericht ihres Kindes werden. Menschen mit Gewichtsproblemen helfen sich selbst nach gleichem Muster: Sie wollen auf alles Süße verzichten, weil sie um ihre Figur fürchten. Doch mit dieser Verknappungsmethode steigert sich ein normaler Appetit auf Süßigkeiten zu einem unbeherrschbaren Süßhunger.

Wer Kindern Spaghetti verbietet, macht aus ihnen erst recht wahre Pasta-Freaks.

Kehren wir nochmals zum Gewöhnungsprinzip zurück. Speisen, die Sie heute gerne mögen, haben Sie nicht immer schon gemocht. Sie haben diese Speisen irgendwann einmal probiert, vielleicht weil Ihre Eltern es Ihnen vorgemacht haben, vielleicht weil diese Speisen teuer waren und Sie sich etwas Besonderes leisten wollten, vielleicht aus Neugierde, als diese Gerichte im Urlaub angeboten wurden. Jedenfalls haben Sie dann davon nicht zu häufig gegessen, denn sonst hätte Ihnen die Geschmackssättigung diese Gerichte verleidet. So haben Sie sich an Ihren Geschmack so gewöhnt, daß Sie sich heute kaum vorstellen können, einen anderen Geschmack genauso lustvoll erleben zu können. Ihr Geschmacksmuster ist inzwischen ein Teil Ihrer Persönlichkeit geworden, genauso, wie Ihre eigene Sprachmelodie, Ihr Wortschatz und Ihre Art, Sätze zu formulieren. Wenn es jetzt in der PfundsKur heißt „anders essen", beschleicht Sie da nicht die Befürchtung, daß der gewohnte Eßgenuß auf der Strecke bleibt?

Das Fett steht im Mittelpunkt der PfundsKur. Sie haben Fettaugen gezählt und mit dieser Methode auch abnehmen können. Aber Fett ist doch ein Geschmacks-

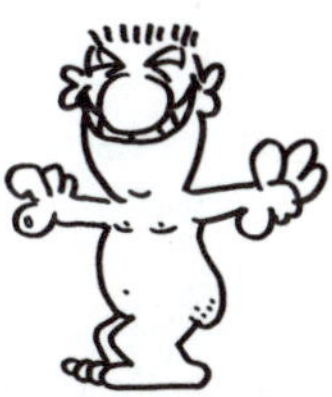

träger, sogar ein Geschmacksverstärker. Diese Auffassung hat sich herumgesprochen. Da liegt die Vermutung nahe: Wer am Fett spart, spart auch am Genuß. Wir wollen der Frage nachgehen, ob Eßgenuß und Fett wirklich wie siamesische Zwillinge sind, was viele Menschen glauben.

Die Lust auf Fett teilen nicht alle Menschen.

Ein Blick in die Weltküche zeigt bereits, daß Fett nicht auf allen Zungen dieser Erde einen Eßgenuß herbeizaubert. In Asien wird Fett sehr dosiert verwendet, und in Japan gar ist der Fettgehalt im Essen extrem gering. Aber auch in Somalia und anderen afrikanischen Ländern würde man die Tischgäste schnell vergraulen, wenn man kräftig Butter oder Öl in die Hirsegerichte mengt. Ein von dort stammender Arzt, der seit Jahrzehnten in Deutschland praktiziert, berichtete mir von seinen Ekelerfahrungen, die er als Student an deutschen Imbißbuden mit Bratwurst und Pommes hatte. Allein Cola als süßes Getränk konnte seinen Siegeszug über die ganze Welt antreten. Aber der üppige Fettgeschmack ist kein sensorisches Ideal für alle Zungen dieser Welt!

Welche Rolle spielt Fett für den Geschmack?

Zehn Stich Butter schmekken nicht zehnmal besser als ein Stich Butter.

Um jeglichem Mißverständnis vorzubeugen: Es ist nicht das Ziel der PfundsKur, das gesamte Fett aus dem Essen zu nehmen. Darum kann es nicht gehen, denn der Nährstoff Fett ist in gewissen Mindestmengen (10 g essentielle Fettsäuren) lebensnotwendig! Es steht auch außer Frage, daß der berühmte „Stich Butter" im Gemüse die Schmackhaftigkeit steigert. Fett rundet den Geschmack ab, gibt dem Geschmack mehr Fülle und Gehalt. Das wird keiner bestreiten. Die uns interessierende Frage ist: Wieviel Fett gibt wieviel Geschmack? Ungesund und figurfeindlich ist Fett auch nicht grundsätzlich. Erst ab einer bestimmten Menge schafft Fett Probleme im Körper und natürlich auch auf der Waage.

Gerade beim Käse wird deutlich, daß er offenbar um so besser schmeckt, je fetter er ist. Das aber ist nicht unbedingt richtig! Probieren Sie selbst einmal einen sehr fettreichen Camembert 60 % Fett i. Tr. (Achtung: elf Fettaugen in 100 g), wenn dieser Käse noch nicht reif ist. Er schmeckt

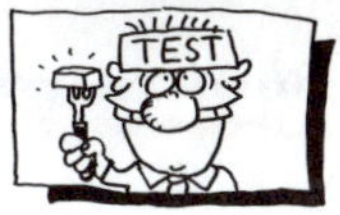

dann trocken, bröselig und bietet trotz des vielen Fetts keinen Schmelz auf der Zunge. Ein reifer Camembert mit nur 20 % Fett i. Tr. schmeckt dagegen viel fettiger, obschon er nur drei Fettaugen auf 100 g enthält. Offenbar kann der Eindruck, den wir als Fettgeschmack erleben, auch durch andere Einflüsse hervorgerufen werden. Unser dritter Fettspartip (siehe Seite 90) ist ein Beispiel dafür: Magerquark, mit Mineralwasser verquirlt, zaubert auf der Zunge einen schmelzigfettigen Eindruck hervor.

Die meisten können Fett nicht gut herausschmecken.

Geschmacksstudien beweisen, daß die meisten Menschen erhebliche Schwierigkeiten haben, den tatsächlichen Fettgehalt einer Speise zu schmecken. Interessant: Unterschiedliche Süßkonzentrationen können wir Menschen viel einfacher und treffsicherer auseinanderhalten. Testen Sie sich selbst kritisch, um zu erleben, wie wenig Sie die Fettprozente mit der Zunge bestimmen können. Kaufen Sie Käse mit unterschiedlichem Fettgehalt. Lassen Sie sich die Würfel in einer für Sie unbekannten Reihenfolge zur Verkostung geben. Sie werden staunen. Gehen Sie zuvor bitte keine hohe Wette ein, daß Sie alle Würfel richtig nach Fettgehalt herausschmecken.

Die Trainingsaufgaben der fünften Woche

Wie treffsicher ist Ihr Geschmack?

Durch Butter oder Margarine wird das Wurstbrot erst so richtig zum Genuß. Obschon viele davon überzeugt sind, ist diese Behauptung dennoch sehr fragwürdig. Wurst selbst bringt bereits so viel Fett aufs Brot, daß die geschmacksverstärkende Wirkung des Streichfetts kaum mehr zur Geltung kommt. Aber das Auge und der Kopf schmecken mit. Wenn Sie wissen, daß Streichfett unter der Wurst liegt, schmeckt es Ihnen besser. In Wirklichkeit erfüllt das Streichfett bei Schnittkäse und Wurst eine ganz andere Funktion: Es wirkt als Klebstoff, damit der Belag nicht von der Schnitte rutscht.

Planen Sie mit Bekannten oder Freunden einen Selbstversuch. Das kann ein sehr netter Abend werden, an dem Sie viele Überraschungen erleben. Sie benötigen Vollkorntoast, normalfette Leberwurst und Salami,

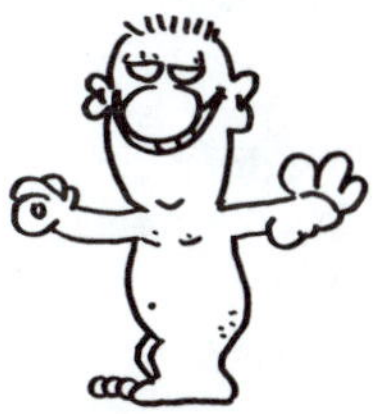

Schnittkäse (etwa 40 % Fett i. Tr.), Doppelrahmfrischkäse, Kremquark (fast fettfreier Streichquark) und Streichfett (normale Butter oder Margarine).

Sie können alles selbst vorbereiten, wenn Sie Ihre Gäste testen wollen. Sie müßten alles vorbereiten lassen, wenn Sie selbst als Testperson teilnehmen, denn das Experiment sollte ein Blindversuch sein, in dem man sich rein auf die Zunge und nicht mehr auf den Kopf verlassen muß.

Pro Testperson benötigen Sie vier Scheiben Vollkorntoast (nicht toasten!). Streichen Sie zunächst auf je eine Scheibe

- einen gehäuften Teelöffel Kremquark (= dünn),
- zwei gehäufte Teelöffel Kremquark (= dick),
- einen gestrichenen Teelöffel Streichfett,
- die vierte Scheibe bleibt zunächst ohne Belag.

Schneiden Sie dann jede Scheibe in vier quadratische Stücke. Pro Testperson ergibt das 16 Quadrate.

Belegen Sie dann jeweils vier Brotviertel mit Leberwurst (ein gestrichener Teelöffel), Salami sowie Schnittkäse (so groß wie Brotquadrat) und Frischkäse (ein gestrichener Teelöffel). Sortieren Sie jetzt die 16 Proben in der Reihenfolge, die in der Tabelle angegeben ist. Es soll ja wissenschaftlich zugehen, darum müssen die Proben in einer mehr zufälligen Reihenfolge verkostet werden. Die „Startaufstellung" beginnt mit Probe 1 (Kremquark dünn & Leberwurst), gefolgt von Probe 2 (Streichfett & Salami), dann Probe 3 (Kremquark dick & Schnittkäse) usw. bis zur Probe 16 (Streichfett & Frischkäse).

Testen Sie Ihren Geschmackssinn im Blindversuch: Augen zu und ganz auf den Geschmack konzentrieren. Beantworten Sie die Frage: Ist Streichfett auf dem Brot oder nicht?

Jetzt kann es losgehen. Die Testperson soll die Augen schließen oder sich ein Tuch vor die Augen binden. Ihr werden die Proben in der angegebenen Reihenfolge in die Hand gegeben. Sie beißt eine Hälfte ab, kaut, schmeckt und muß sich entscheiden: Was ist auf dem Brot? Butter oder Margarine (S) oder kein Streichfett (K).

In der Tabelle können Sie die Urteile (S) oder (K) notieren. Das Ergebnis läßt sofort erkennen, wieviele Treffer die Testperson gelandet hat. Ich habe diesen Test wieder-

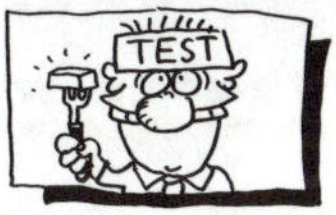

Geschmackstest im Blindversuch

Oberbelag	Leberwurst, ein gestrichener Teelöffel	Salami, so groß wie Brotquadrat	Schnittkäse wie Brotquadrat	Frischkäse ein Teelöffel	Treffer in der Zeile
Unterbelag					
Kremquark dick	Probe 5	Probe 10	Probe 3	Probe 8	
richtig geschmeckt	( )	( )	( )	( )	I__I x (K)
Kremquark dünn	Probe 1	Probe 6	Probe 15	Probe 12	
richtig geschmeckt	( )	( )	( )	( )	I__I x (K)
Streichfett (Butter oder Margarine)	Probe 9	Probe 2	Probe 7	Probe 16	
richtig geschmeckt	( )	( )	( )	( )	I__I x (S)
nichts	Probe 13	Probe 14	Probe 11	Probe 4	
richtig geschmeckt	( )	( )	( )	( )	I__I x (K)
				Gesamttreffer:	I__I__I

holt durchgeführt. 16 Treffer hat noch nie jemand erzielt. Einen wirklich feinen Geschmackssinn hat, wer viermal das Streichfett geschmeckt, aber gleichzeitig nicht mehr als zweimal bei Kremquark oder „nichts" auf Streichfett (S) getippt hat (das sind insgesamt zehn Treffer). Jedes andere Ergebnis beweist: Auf Streichfett kann ohne Geschmackseinbußen verzichtet werden, wenn ein anderer Klebstoff wie Kremquark verwendet wird.

Kopfgesteuerte Geschmackserlebnisse

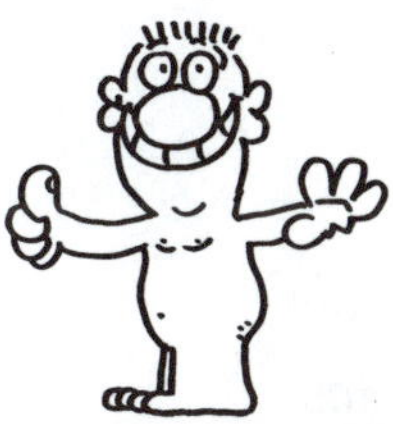

Was unseren reinen Geschmacks- und Geruchssinn angeht, sind wir viel weniger scharf und treffsicher als wir glauben. Wer die beiden Tests mitgemacht hat, wird um diese Erfahrung reicher sein. Im normalen Leben unternehmen wir aber keine Blindversuche, denn wir wissen immer, was wir essen. Das ist eine ganz wichtige Beeinflussung unserer Geschmackswahrnehmung, ohne daß wir bemerken, wie stark eigentlich der Kopf mitschmeckt. Sensorische Prüfungen (so nennen Experten solche Geschmackstests) beweisen immer wieder, wie unsicher Menschen z.B. Biersorten, sogar alkoholhaltiges und alkoholfreies Bier, im Blindversuch unterscheiden können. Jeder Zigarettenraucher schwört auf seine Marke, die er blind nie herausschmeckt, wenn der Markenaufdruck abgeklebt ist.

Doch im Supermarkt klebt das Etikett auf dem Bier, der Zigarettenautomat wirft auch keine Blankoschachtel aus, und auf dem Camembert muß – sogar gesetzlich vorgeschrieben – der Fettgehalt angegeben sein. Wir wissen also immer, was wir essen, und weil wir das wissen, wissen wir auch, wie es schmeckt. Ein Großteil des Geschmackserlebnisses entwickelt sich also nicht auf der Zunge, sondern entsteht in den kleinen grauen Zellen des Gehirns. Das ist typisch menschlich! Dem Zwergpudel mundet seine Dosennahrung zum Discountpreis genauso wie die exklusive Hundenahrung zum dreifachen Preis in goldgeprägter Verpackung. Menschen aber genießen den teuren Kaviar wegen ihrer grauen Zellen intensiver als norwegischen Lachs, der inzwischen in jedem Kühlregal zum Discountpreis liegt. Es war schon immer etwas teurer, einen guten Geschmack zu haben.

Nach diesem Ausflug in die Welt des Geschmacks haben wir erfahren:

- Den guten Geschmack par excellence gibt es nicht!
- Die Eßkultur und unsere eigenen Einstellungen prägen unsere Vorstellung davon, was gut schmeckt!

Das gibt Hoffnung, denn der Glaube, daß mit weniger Fett jegliches Geschmackserlebnis auf der Strecke bleibt, ist ein Irrglaube. Nur: Von heute auf morgen läßt sich der Kulturgeschmack nicht umpolen. Aber nach einigen Trainingswochen können Sie die weniger fette Geschmackswelt so richtig genießen. Sie werden es erleben.

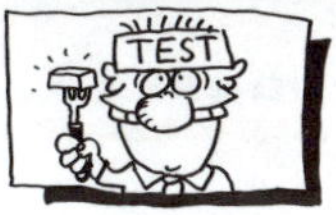

Geschmackliche Vorlieben lassen sich ändern

Von meinen Patienten, die im Behandlungsprogramm gelernt haben, fettnormalisiert und kohlenhydratreich zu essen, erfahre ich immer, wie schnell sich sogar eine echte Abneigung gegen fettige Speisen einstellt. Nach kurzer Zeit schon überkommt sie ein inneres Schütteln, wenn sie nur daran denken, daß sie sich früher die Butter fingerdick aufs Brot und darüber noch Leberwurst gestrichen haben. Ein Patient, in Thüringen aufgewachsen, erzählte von einer Reise in seine Heimat. Auf dem Marktplatz seiner Geburtsstadt empfing ihn der delikate Duft echter Thüringer Rostbratwurst. Alle Kindheitserinnerungen wurden wach, und sein Verlangen überwucherte jegliche Vernunft. Er zahlte Dreiachtzig und biß in die Echte. Sie werden es nicht glauben: „Nach zwei Bissen konnte ich nicht weiter essen", berichtete er, „ich habe die Wurst dann weggeschmissen."

Sicher eine extreme Erfahrung. Sie belegt aber, wie sich Geschmacksvorlieben, insbesondere für Fett, ändern lassen. Darauf können auch Sie vertrauen. Fettnormalisiert zu essen, das kann ein Lebensstil werden, der ohne Abstriche zu modernen, gesunden Eßerlebnissen führt. Darauf zielt die PfundsKur ab, denn was dauerhaft nicht durchzuhalten ist, braucht man überhaupt nicht erst anzugehen. Doch was bedeutet fettnormalisiert?

Erste Aufgabe: Unser Quiz zur Nährstoffrelation

Die Fachgesellschaften für Ernährung in dieser Welt, so in Deutschland die Deutsche Gesellschaft für Ernährung (DGE), empfehlen uns, etwa 30 Kalorienprozent Fett und mehr als 50 Kalorienprozent über Kohlenhydrate zu essen. Und was ist das schon wieder: Kalorienprozent?

Nehmen wir an, ein sportlicher Mann ißt und verbraucht insgesamt 2700 kcal am Tag, was für die meisten Menschen schon recht viel ist. 30 Kalorienprozent heißt, daß bei diesem Menschen etwa 30 Prozent der Gesamtkalorien, also 30 Prozent von 2700 kcal (ca. 800 kcal), aus Nahrungsfett stammen können. Da ein Gramm

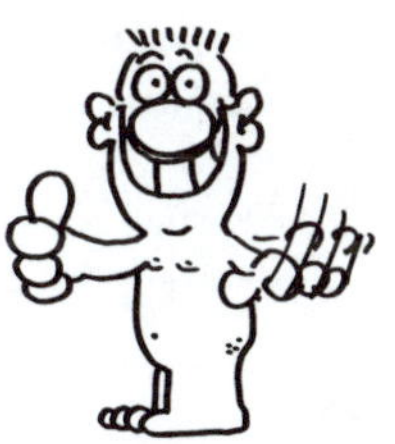

Fett ca. 9 kcal hat, könnte dieser Mensch täglich knapp 90 g Fett essen (800 kcal : 9 = 89).

Die PfundsKur strebt Fettkonsum von 60 bis 70 g pro Tag an. Auf Fettaugen umgerechnet sind das genau die 20 bis 25 Fettaugen pro Tag, die Sie sich auch als Trainingsziel vorgenommen haben.

Die Fettmenge, die jemand vertragen kann, richtet sich nach den Gesamtkalorien. Je mehr Kalorien ein Mensch verbraucht, entsprechend höher darf auch der Fettanteil sein, nämlich bei etwa 30 Prozent der Gesamtkalorien. Das Verhältnis von Fett zu Kohlenhydraten wird auch die Nährstoffrelation genannt. Wir wollen das in einem kleinen Quiz überprüfen, bei dem Sie jetzt mitmachen können, um Ihr Gefühl für das Verhältnis von Fett zu Kohlenhydraten zu schärfen.

In der Tabelle finden Sie links die fettreichen Lebensmittel. Wenn Fettkalorien nur 30 Prozent ausmachen sollen, müßte man – theoretisch – zusätzlich andere Lebensmittel mit Kohlenhydraten essen, die insgesamt dann 50 Prozent ausmachen. Wieviele Brötchen müßte man zu einer Bratwurst essen, damit das Verhältnis von Fett (30 %) zu Kohlenhydraten (50 %) wieder stimmt? Versuchen Sie einmal, die zehn Aufgaben zu lösen. Die Auflösung finden Sie auf Seite 110 am Rand.

Quiz zur Nährstoffrelation

Wenn ich esse...	Müßte ich dazu essen...	Anzahl
Eine Bratwurst	Brötchen	I__I__I Stück
Zwei Scheiben Salami	Knäckebrot	I__I__I Scheiben
Eine Schweinshaxe	Salzkartoffeln	I__I__I Stück
Ein Stück Schokosahnetorte	Russisch Brot	I__I__I Buchstaben
Eine Tafel Schokolade	Äpfel	I__I__I Stück
20 g Butter, Hotelpäckchen	Graubrot	I__I__I Scheiben
Eine Scheibe Schweinebauch	Rotkohl	I__I__I Eßlöffel
Ein BigMac	Ofenkartoffeln	I__I__I Stück
Eine Portion Pommes	Rahmspinat	I__I__I Eßlöffel
Eine Portion Eiscreme	Aprikosen	I__I__I Stück

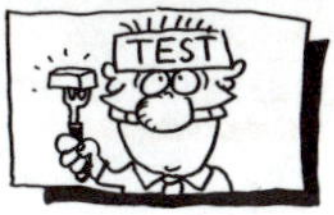

War es schwer? Es ist jedenfalls nicht einfach, sich die verhältnismäßig großen Mengen an Kohlenhydraten vorzustellen, die man theoretisch essen müßte, um eine Bratwurst oder eine Tafel Schokolade zu entschärfen. Das ist auch kaum ein praktischer Weg, denn dadurch wird die Fettaufnahme nicht geringer. Dieser kleine Quiz sollte Ihnen nur ein Gefühl dafür geben, wie schnell sich Fettaugen ins Essen einschleichen, die man durch Kohlenhydrate kaum mehr ausgleichen kann.

Zweite Aufgabe: Setzen Sie sich ein realistisches Fettaugenziel!

Wie sah es eigentlich in der vergangenen Woche mit Ihrer Fettaugenbilanz aus? Haben Sie Ihr Wochenziel erreicht? Wenn ja, herzlichen Glückwunsch! Wenn Sie darüber liegen, kein Problem. Sie sind im Trainingslager, da kann es passieren, daß nicht jedes Teilziel im ersten Anlauf auch erreicht wird. Nutzen Sie Ihre Erfahrungen mit den Fettaugen aus der vierten Woche, um Ihr Ziel für die fünfte Woche realistisch zu planen.

Stecken Sie sich für die fünfte Woche ein Fettaugenziel, von dem Sie (fast) sicher sind, daß Sie es auch erreichen können.

Sie haben in der vergangenen Woche eine weitere Aufgabe erledigt, die recht ungewohnt war: die Glotzaugen-Bilanz. Ist es Ihnen schwergefallen, alle Ruhezeiten, die Sie z.B. gesessen oder gelegen haben, zu notieren? Sicher waren Sie ganz ehrlich und haben nun in der Wochenbilanz einige Glotzaugen zusammengezählt. Wieviel sind zusammengekommen? 20, 40 oder 80 Glotzaugen?

Theoretisch könnten Sie über 100 Glotzaugen gesammelt haben, wenn Sie, abgesehen vom Schlafen und vom beruflichen oder häuslichen Einsatz, die gesamte restliche Zeit in friedlicher Ruhe auf Sessel oder Couch verbracht haben. Doch das ist sicher nicht der Fall.

Wenn Sie unter 25 Glotzaugen liegen, dann sind Sie ein sehr mobiler Mensch, der sich auch für sportliche Aktivitäten motivieren kann, denn Immobilität wird bei Ihnen klein geschrieben.

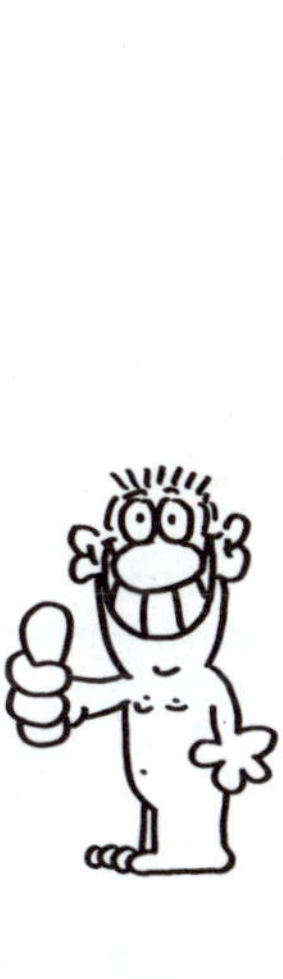

Liegen Sie mit Ihren Glotzaugen höher als 25? Dann könnten Sie sich für die kommende Woche vornehmen, ein bißchen mobiler zu werden. Bauen Sie Glotzaugen ab. Doch langsam, nehmen Sie sich nicht zuviel vor. Für den Anfang empfehle ich Ihnen, vier Glotzaugen einzusparen. Das sind zwei Stunden mehr Bewegung in der kommenden Woche. Wie wär's? Zwei Stunden, das läßt sich doch machen. Für welche Art von Bewegung Sie sich entscheiden, bleibt Ihnen natürlich völlig freigestellt. Nur, bitte nicht in absoluter Ruhe bleiben, denn dann wird das Glotzauge doch wieder fällig.

Sparen Sie Glotzaugen durch langsames Bewegen

Jetzt muß ich Ihnen noch ein Geheimnis verraten, das Ihnen vielleicht noch mehr Schwung gibt, sich in mehr Bewegung zu stürzen. Der Geheimtip lautet langsam. Und nicht schnell. Das will ich Ihnen gerne erklären. Jede aktive Bewegung verbraucht Kalorien, das ist erfreulich, denn dieser zusätzliche Energieverbrauch ist eine solide Basis, um langfristig eine bessere Figur zu bekommen. Dementsprechend naheliegend ist es, sich so richtig anzustrengen, um mit puterrotem Kopf und völlig außer Atem auch noch die letzten Kalorien mit heroischer Überwindung anzugehen, koste es, was es wolle. Diese Einstellung ist weit verbreitet und sie führt dazu, daß viele vor lauter Überanstrengung und Überbelastung den gerade begonnenen Sport wieder fallen lassen wie eine heiße Kartoffel.

Die Wissenschaft hat eine frohe Botschaft. Sie heißt: Die Steigerung der Intensität der Bewegung verursacht nicht eine Steigerung des Energieverbrauchs in gleichem Verhältnis. Ein bißchen abstrakt. Darum hier ein konkretes Beispiel, das der Experte Dr. Claus Vögele von der Universität Marburg vorrechnet:

Eine Frau läuft mit einer Geschwindigkeit von 8 km/h. Damit schafft sie eine Strecke von gut 6 km in 50 Minuten. Dabei bleiben 360 kcal auf der Strecke, eine gute Bilanz, denn das entspricht 13 Fettaugen! Jetzt will sie es aber wissen. Beim nächsten Lauftreff steigert sie ihr

Auflösung: Müßte ich dazu essen…

- **Sechs Brötchen**
- **21 Scheiben Knäckebrot**
- **Neun Salzkartoffeln**
- **45 Buchstaben Russisch Brot**
- **Sieben Äpfel**
- **Zwei Scheiben Graubrot**
- **20 Portionen Rotkohl**
- **Acht Ofenkartoffeln**
- **Acht Portionen Spinat**
- **Zwölf Aprikosen**

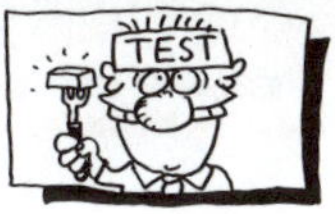

Tempo auf 11 km/h. Pech, nach knapp fünf Minuten geht ihr die Puste völlig aus und sie beendet das Laufen bereits nach 25 Minuten. Bilanz: 270 kcal, oder zehn Fettaugen. Mehr hat sie jetzt nicht verbraucht, obwohl sie sich so richtig angestrengt hat.

Sinnvoller ist es, rät Dr. Vögele, bei geringer Intensität länger zu trainieren als mit höherer Intensität kürzer. Diese Feststellung gilt auch für die PfundsKur. Gehen Sie Ihr Bewegungsprogramm langsam an, aber bleiben sie länger dabei. Die Zeit ist wichtiger als der triefende Schweiß! Setzen Sie sich Ihr persönliches Ziel, wieviele Glotzaugen Sie einsparen wollen. (Nicht vergessen: Vier Glotzaugen sind bereits ein tolles Ziel). Um Ihren Erfolg auch zu dokumentieren, sollten Sie Ihre Glotzaugen-Bilanz weiter notieren.

Zur Vorbereitung der nächsten Woche

Überlegen Sie sich, ob Sie an einem der PfundsKur-Bewegungsangebote teilnehmen wollen, die in ganz Baden-Württemberg angeboten werden. Keine Angst, alle Angebote sind nach unserem Leitspruch ausgelegt: langsam, nicht überfordern, viel Energie verbrauchen. Mit den Fettaugen geht es natürlich auch in der fünften Woche weiter. Sie haben die Wahl:

- Sie machen weiter so wie bisher. Sie essen, was Sie mögen, und tragen die Fettaugen in das Formular ein. Setzen Sie sich ein neues Ziel für die kommende Woche. Orientieren Sie sich bitte an Ihren bisherigen Erfahrungen. Also, mehr Fettaugen, weniger Fettaugen oder gleichviele Fettaugen für die kommende Woche. Alles ist möglich. Weiterhin beachten: Fettspartips und Austauschtabelle.

oder:

- Sie nutzen das Grundkochbuch und das neue Kochbuch der PfundsKur: Dort finden Sie jede Menge Rezepte mit tollen Vorschlägen für Ihre Mahlzeiten. Alle haben nur wenig Fettaugen. Die genaue Fettaugenanzahl ist zu jedem Rezept angegeben.

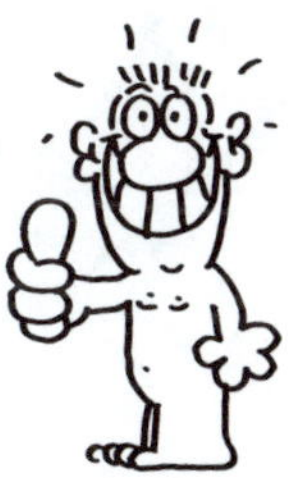

Von Seelentröstern und figurfreundlichen Süßigkeiten

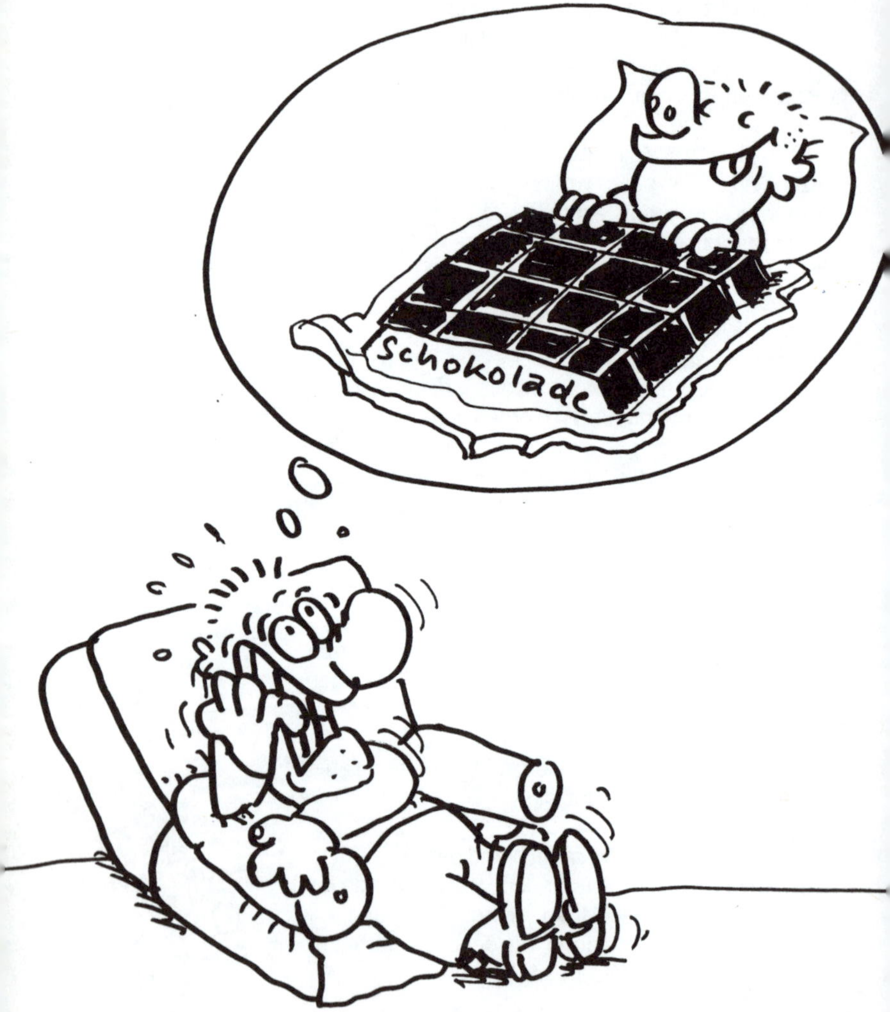

Es geht um die innere Stimme, die flüstert „du darfst nicht" und die heimliche Lust auf Süßes. Ab sofort wird Ihnen verboten, sich irgendein Lebensmittel zu verbieten. Sie lernen, daß die guten Vorsätze wie ein Bumerang zurückschlagen und dann verhängnisvoll zu unbeherrschterem Essen als zuvor führen. Das ganzheitliche Konzept der PfundsKur wirkt auf Körper und Seele.

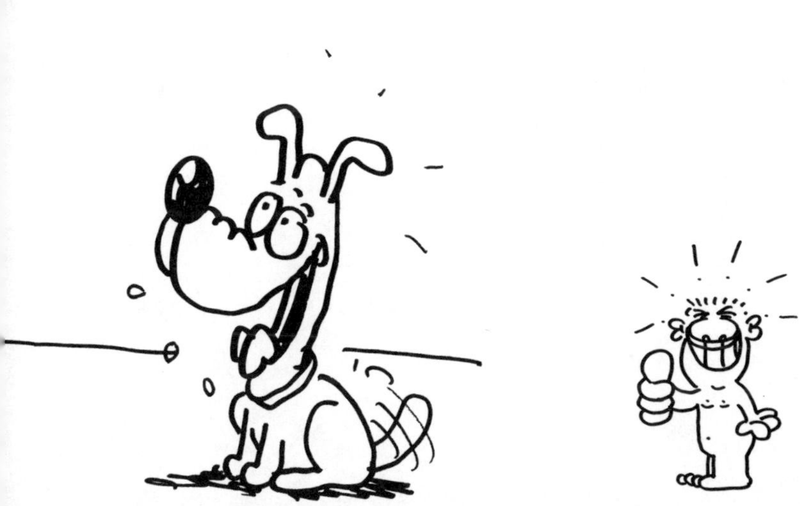

Dichtung oder Wahrheit?

Urteilen Sie selbst!

Totale Abstinenz

Wer mit dem Rauchen aufhören will, der soll es tun. Ab sofort. Und nie wieder anfangen. Auch bei Alkoholproblemen gilt: Nur totale Abstinenz hat Erfolg. Die berüchtigte Weinbrandbohne programmiert den sofortigen Rückfall. Was für Zigarette, Alkohol und andere Drogen gilt, muß auch für Eßprobleme gelten. 15 Millionen Deutsche haben erhebliches Übergewicht. Sie können einfach von der Schokolade nicht lassen, naschen Schwarzwälderkirschtorte und gönnen sich die Bratwurst. Ein Rückfall jagt den anderen. Gegen dieses suchtartige Eßverhalten gibt es nur einen Ausweg: totale Zurückhaltung. Das Abstinenzprinzip bezieht sich auf alle Süßigkeiten, alle fettreichen Lebensmittel, auf Alkohol und Softdrinks. Es gibt genug Gemüse, Obst, Brot und andere Getreideprodukte, mit denen man leben kann. Wer das nicht erkennt, bleibt lebenslang dick.

☐ **Ich bin überzeugt, daß nur der rigorose Weg des totalen Verzichts die Lösung darstellt.**

☐ **Ich glaube das nicht. Der Totalverzicht ist überhaupt keine Lösung. Nahrung wirkt nicht wie Zigaretten oder Alkohol.**

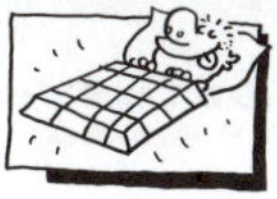

Machtlos gegen den inneren Drang

Jetzt gilt es als erwiesen: Gegen den zwanghaften Eßdrang gibt es keine Waffe. Das Gehirn des Menschen entscheidet über die Eßgelüste, weil bestimmte Nahrungsmittel Stoffe enthalten, die im Gehirn eine wichtige Funktion übernehmen. Kommt es zur Unterversorgung, dann entsteht automatisch ein unwiderstehlicher Drang z.B. nach Schokolade, dem sich keine(r) entziehen kann. Die Idee vom Schokoholismus hat die Forschung jetzt bestätigt. Auf bestimmte Wirkstoffe in der Nahrung ist der menschliche Organismus einfach angewiesen. Werden ihm diese Stoffe vorenthalten, dann wehrt er sich und schaltet auf den ganz speziellen Appetit. Schwangere kennen die Schwangerschaftsgelüste; fast jeder Mensch hat schon den Riesenappetit nach ganz bestimmten Speisen erlebt. Der Körper holt sich eben, was er braucht. Dagegen anzugehen, ist völlig sinnlos.

☐ **Ja, ich glaube auch, daß ich von meinem Gehirn, was das Essen angeht, ferngesteuert bin.**

☐ **Nein, das kann einfach nicht stimmen, denn schließlich bestimme ich selbst, was ich essen will.**

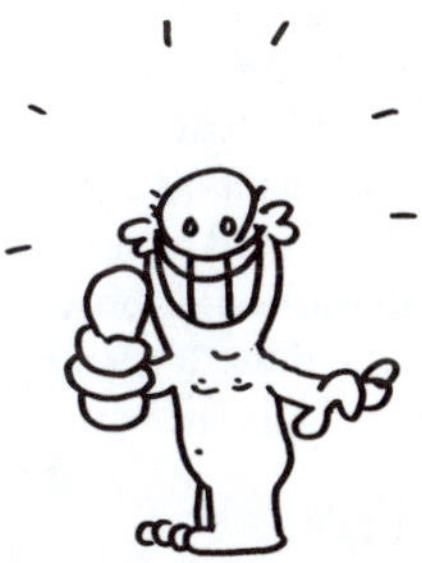

PfundsKur-Lektion 6:
Süßhunger und Nervennahrung: Ist Glück eßbar?

Ein spannendes Thema in dieser Woche: Psyche und Essen. Süßhunger, Einbildung oder Signal des Gehirns? Abstinenzprinzip oder richtige Auswahl? Was ist Wahrheit, was ist Dichtung? Beide Texte enthalten ein Körnchen Wahrheit, aber auch viel Geflunkertes.

Der Volksmund hat eindeutige Feststellungen parat: „Zucker ist Nervennahrung" oder „Zucker beruhigt". Und damit liegt der Volksmund nicht einmal falsch. Diese Zusammenhänge hat als erster Wissenschaftler der US-Professor Richard Wurtman erforscht. Zunächst mit Ratten, später an Menschen. Er stellte durch Fütterungsversuche fest, daß unterschiedliche Nahrungsbestandteile unterschiedlich auf die Psyche wirken. Also sind der Seele die Kalorien nicht egal. Der Figur, wie wir bereits erfahren haben, auch nicht. Toll ist, daß Figur und Seele auf die gleichen Nährstoffe scharf sind: Kohlenhydrate!

Um die Erkenntnisse von Professor Wurtman so richtig zu verstehen, machen wir zunächst einen kleinen Ausflug ins Gehirn. Dort, in unserem Kopf, ist die Schaltzentrale, die alle Lebensvorgänge steuert und reguliert. Milliarden von Nervenzellen sind mit Milliarden von Nervenleitungen verkoppelt. Ein unvorstellbares Gewirr, aber gut organisiert, um alle Informationen, die über Augen, Ohren, Zunge, Haut und aus dem Körperinneren dort einströmen, zu verarbeiten, und die richtigen Befehle auszusenden. In den Nervenleitungen wird die Information ganz ähnlich weitergeleitet wie in Telefonleitungen, nämlich elektrisch. Das geht schnell und ist klar und deutlich. Aber jede Nervenleitung, die an einer Nervenzelle andockt, muß schließlich das elektrische Signal in eine chemische Botschaft verwandeln, denn die Nervenzellen verstehen nur Chemie, keinen Strom. Es gibt eine Fülle von Botschafterstoffen. Sie wandeln die elektrische in die chemische Botschaft um. Und das Sensationelle an Professor Wurtmans Forschungsergebnissen: Wichtige Botschafterstoffe, die von elektrisch auf che-

Resümee:
Kohlenhydrate lassen einen Eiweißstoff ins Gehirn strömen, aus dem ein Botenstoff produziert wird. Dadurch steigt die Stimmung. Kohlenhydrate sind nicht nur figurfreundlich, sondern Balsam für die Seele. Die PfundsKur verrät Ihnen, was Sie ohne schlechtes Gewissen naschen können.

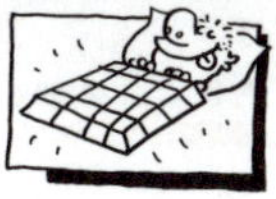

misch dolmetschen können, essen wir täglich. So gesehen gibt es tatsächlich auf unserem Teller Nervennahrung im wahrsten Sinne des Wortes. Ein besonders wichtiger Botschafterstoff, Experten sprechen hier von einem Neurotransmitter, ist das Serotonin. Wenn Serotonin knapp wird im Hirn, wirkt dieser Mangel beträchtlich auf die Psyche ein. Miß- und Verstimmungen, Schlafstörungen und allerlei andere Arten von Unwohlsein stellen sich ein. Umgekehrt erstrahlt die Psyche, wenn dort oben der Dolmetscherstoff in Hülle und Fülle vorhanden ist. Können wir also Glück essen?

Wie Eiweißbausteine zufrieden machen können

Ja, ein bißchen. Denn der Rohstoff, aus dem im Gehirn das Serotonin fabriziert wird, ist ein Eiweißbaustein, den wir häufig auf dem Teller haben. Er nennt sich Tryptophan und ist – naturgemäß – in eiweißreichen Lebensmitteln enthalten. So sind 430 mg Tryptophan z.B. in einem Liter Vollmilch. Doch wer jetzt denkt, daß Milch das Gehirn glücklich stimmt, liegt (noch) falsch. Es ist ein klein wenig komplizierter.

Das Tryptophan in der Milch muß überhaupt erst einmal im Gehirn ankommen, bevor es zu wirken beginnt. Und dieser Weg hat seine Tücken. Es gibt noch andere, viel durchsetzungsfähigere Eiweißbausteine (natürlich auch in der Milch), die ihrem Kollegen Tryptophan den Weg ins Gehirn versperren. Wer also Milch trinkt, sorgt dafür, daß viel Tryptophan im Blut kreist, aber es kreist und kreist und kommt nicht dorthin, wo es so angenehm wirkt. Vor dem Gehirn ist eine Schranke, und die haben die anderen Eiweißbausteine dicht gemacht.

Ißt ein Mensch jedoch Kohlenhydrate, dann steigt der Blutzuckerspiegel an, und die Bauchspeicheldrüse schüttet Insulin aus, um den Blutzucker wieder zu normalisieren. Das ist eine Falle für die Eiweißbausteine, die dem Tryptophan den Weg ins Hirn versperren. Sie werden dadurch eingefangen und in den Muskelzellen festgesetzt. Fast wie verhaftet. Das Tryptophan wird seine Gegenspieler los und gelangt ohne Konkurrenz ins Gehirn.

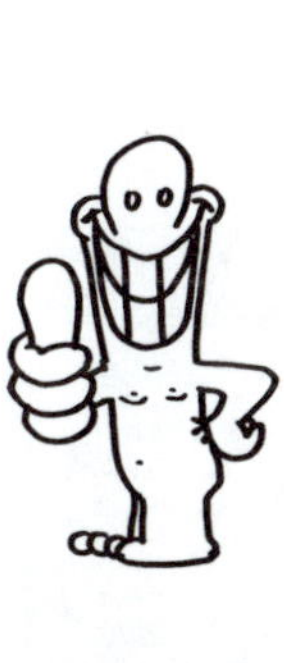

Dort macht sich Freude breit, weil wieder Rohstoff eintrifft, um das wichtige Serotonin herzustellen. Sobald die elektrisch-chemische Kommunikation im Gehirn wieder richtig gut funktioniert, freut sich der Mensch über seine Ausgeglichenheit.

Süßhunger ist keine schlechte Angewohnheit

Das Zauberwort heißt Kohlenhydrate. Sie machen dem Tryptophan den Weg frei. Kluger Volksmund, der immer schon wußte, daß Zucker als konzentriertes Kohlenhydrat beruhigend auf die Psyche wirkt. Und genau diesen Mechanismus hat Professor Wurtman erforscht. Jetzt verstehen wir, warum sich Menschen mit Schokolade trösten oder zum besseren Schlaf eine zuckersüße Honigmilch trinken. Umgekehrt gilt: Wer Kohlenhydrate meidet und jede Menge Eiweiß aufnimmt, steigert zwar seinen Tryptophanspiegel im Blut, aber nicht im Gehirn, weil Insulin fehlt, um die durchsetzungsfähigen Eiweißbausteine in den Muskelzellen festzusetzen. Folge: Verstimmung und schlechte Laune bei eiweißreichen Diäten bis hin zur bekannten Diätdepression.

So wissen wir jetzt, daß Kohlenhydrate nicht nur figurfreundlich, sondern zudem noch Balsam für die Seele sind. Zwei starke Argumente, um sich an Kohlenhydraten zu laben. Damit kein falscher Eindruck entsteht: Zucker kann diese beruhigende Wirkung auslösen, Zucker ist schließlich Kohlenhydrat pur. Aber Nudeln, Kartoffeln und andere kohlenhydratreiche Speisen wirken in der gleichen Richtung. Eine schöne Vorstellung: Seelentröster nicht aus der Apotheke, sondern ganz natürlich und frisch vom Markt!

Nachdem diese Zusammenhänge geklärt sind, können wir den zwanghaften Appetit auf Süßes kaum mehr als schlechte Angewohnheit bezeichnen. Klinische Studien beweisen übrigens, daß Frauen von diesem nahezu unwiderstehlichen Hunger z.B. auf Schokolade nicht permanent verfolgt werden. Einige Tage vor der Monatsregel macht sich Süßhunger bemerkbar, wird dann in den folgenden Tagen stärker und stärker, um dann wie-

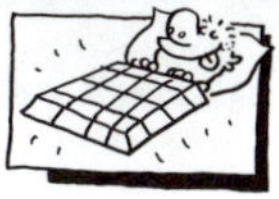

der abzuflauen. Auch das ist ein gewichtiges Argument gegen die „schlechte Angewohnheit". Offenbar sind diese Tage durch ein vermehrtes Bedürfnis nach Serotonin charakterisiert.

Kohlenhydrate haben garantiert keine gefährlichen Nebenwirkungen. Sie machen glücklich, satt und schlank.

Dieser Stoff ist ein Universalstoff, der nicht nur die Psyche, sondern auch das Eßverhalten beeinflußt. So hatte man einen Stoff entdeckt, der ganz gezielt die Serotoninproduktion im Gehirn ankurbelt und gleichzeitig den Abfluß dieses Botschafterstoffes hemmt, so daß mehr Substanz als Dolmetscher in dem Spalt zwischen Leitung und Nervenzelle übrig blieb. Die Auswirkungen waren bemerkenswert, denn Patienten, die diesen Stoff als Tablette einnahmen, nahmen an Gewicht ab, weil sie besser satt wurden und länger satt blieben. Inzwischen gibt es diesen Sättigungsverstärker nicht mehr in der Apotheke, denn es haben sich nach Einnahme von Dexfenfluramin gefährliche Nebenwirkungen herausgestellt, so daß das Medikament 1997 vom Markt genommen wurde.

Selbsthilfe gegen Süßhungerattacken

Die praktischen Konsequenzen liegen nahe. Gegen den Süßhunger hilft weder der Magerquark (im Gegenteil!) noch ein Gang ums Eck. Auch wenn die geschmeidige Schokolade mit ihrem wunderbaren Schmelz durch das Fett der Kakaobutter alle Sinne reizt, so wirken Kohlenhydrate ohne Fett auch. Das „Mundgefühl" ist zwar nicht vergleichbar, doch probieren Sie es aus. Schokolade hat mehr als 50 Prozent Fettkalorien, die den Anteil an Kohlenhydratkalorien übersteigen.

Der PfundsKur-Tip zur siegreichen Abwehr des Süßhungers ohne Folgen für die Figur: Russisch Brot, jene braunen Buchstaben, oder Löffelbiskuits, Gummibärchen oder Fruchtbonbons, Lakritze oder Pastillen, Honig sowie Zucker selbst. Das alles sind fettfreie oder nahezu fettfreie, kohlenhydratreiche Süßigkeiten, die Sie sich ohne schlechtes Gewissen genehmigen können. Und der beste Tip: Wer überhaupt den Kohlenhydraten grundsätzlich zuspricht, wird seine Süßhungerattacken meist vermindern können. Daß sie völlig verschwinden,

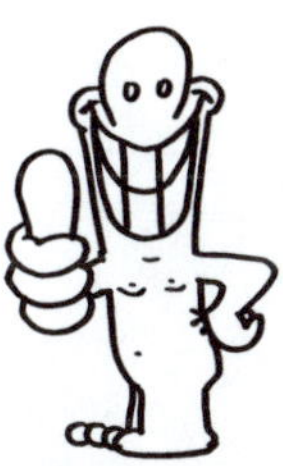

kann ich Ihnen leider nicht versprechen, denn wahrscheinlich spielen auch noch andere Faktoren mit, die wir heute noch nicht kennen.

Allerdings: Einen wichtigen Faktor, der Eßzwang und Süßhunger ausbrechen läßt, kann ich Ihnen noch verraten. Es ist die innere Stimme, die permanent flüstert: „Das darfst du nicht". Im Grunde ist es verrückt, wie wir Menschen uns durch selbst auferlegte Vorsätze zum Absturz bringen, obschon wir uns mit den Vorsätzen befreien wollten. Sie ahnen, worum es geht?

Schlechtes Gewissen wegen Schokolade?

Millionen haben es erlebt: Sie naschen Schokolade, essen Kuchen und verschlingen einen Trüffel nach dem anderen. Sie ärgern sich über sich selbst. Das muß nicht sein. Die Figur, die Figur, die Figur! Wie befreit man sich endlich aus diesem Teufelskreis? Klar, was liegt näher, als den festen Entschluß zu fassen: Endlich aufhören. Keine Schokolade mehr, keinen Kuchen und schon gar keine Trüffel. Ab morgen. Damit das schlechte Gewissen endlich gebändigt ist.

Eine perfekte Lösung? Nein, psychologisch gesehen eine wahre Katastrophe, die Ihnen wahrscheinlich nicht ganz fremd ist. Solche Vorsätze können nur unter Aufbietung aller Willenskraft im täglichen Leben auch realisiert werden. Viele Verhaltensstudien bestätigen einen perfiden Mechanismus, den solche Vorsätze auslösen. Ein Beispiel:

Die Psychologin Marion Hetherington hat in Schottland eine große Gruppe von Menschen untersucht, die sich selbst für „Schokoholics" halten. Die gründliche Befragung dieser Schokoholics ergab, daß der Eßzwang für Schokolade schwerpunktmäßig am Abend auftritt. Kennzeichnend sind Situationen, in denen es ihnen psychisch nicht besonders gut geht. Das ist der springende Punkt, denn wer bedrückt oder gestreßt ist, wird kaum in der Lage sein, all seine Willenskraft zu aktivieren. So setzt sich dann das emotionale Verlangen nach Trost und besserer Stimmung durch. Das bewährte Mittel liegt im Schrank: Schokolade. Die Tafel ist verzehrt und das Befinden bessert sich wieder. Doch bei besserer Stimmung kann sich der Kopf wieder

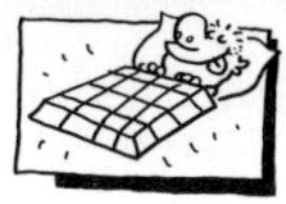

einschalten und die Kontrolle übernehmen. Schokoladennascherei, so der Kopf, ist eine völlig unnütze Dummheit. Schon aktiviert sich das schlechte Gewissen, das Stimmungstief zieht auf. Wenn dann noch eine zweite Tafel im Schrank liegt . . .

Je strenger ein selbst auferlegtes Verbot, desto heftiger der seelische Absturz bei der kleinsten Übertretung.

Dr. Hetherington hat herausgefunden, daß der psychische Absturz nach der Schokoladenorgie umso heftiger ist, je strenger sich die Schokoholics die Schokolade verboten hatten. Gerade bei den Personen, die sich als heimliche Schoko-Esser erwiesen, sank die Stimmung danach im Vergleich zu vorher noch viel tiefer. Bilanz: Je stärker das Verbot, umso katastrophaler die Nachwirkung. Wer sich Schokolade verbietet, und sie dennoch verschlingt, hellt nur ganz kurz die Stimmung auf, um anschließend von düsterer Stimmung umfangen zu werden. Selbsthilfe als Selbstbelastung?

Warum können wir uns so schlecht selbst helfen? Warum gehen wir eigentlich so rigoros mit uns um? Verlangen alles auf einmal, ab sofort oder nie mehr wieder? Wir müssen diesen wichtigen Punkt näher untersuchen, damit die Fallenstellerei aufhört.

Es gibt eine Sekunde im Jahr, in der solche Selbsthilfevorsätze millionenfach im Kopf geboren werden. Es ist die Sekunde zwischen dem alten und dem neuen Jahr. Silvester wird beschlossen: „Ich werde nie mehr eine Zigarette anrühren", „Ich esse nur noch Vollkornbrot", „Ich trinke nie mehr ein Viertele Wein", „Ich werde immer einen Salat vor dem Essen bestellen". Nie helfen solche Vorsätze wirklich. Warum?

Wir werden einen kleinen psychologischen Ausflug unternehmen und versuchen zu ergründen, warum solche eindeutigen und klaren Vorsätze in aller Regel nur wenige Tage halten. Vorsätze dieser Art, die gutwillig als Selbsthilfeprogramm ersonnen werden, entpuppen sich nach kürzester Zeit als Selbststörprogramm. Aus gut gemeinter Hilfe wird ein zusätzliches Problem, das belastet und das Selbstvertrauen anknackst. „Ich habe wieder nicht durchgehalten", lautet dann die Selbstdiagnose. Die Verhaltensforscher sind diesem menschlichen Mißer-

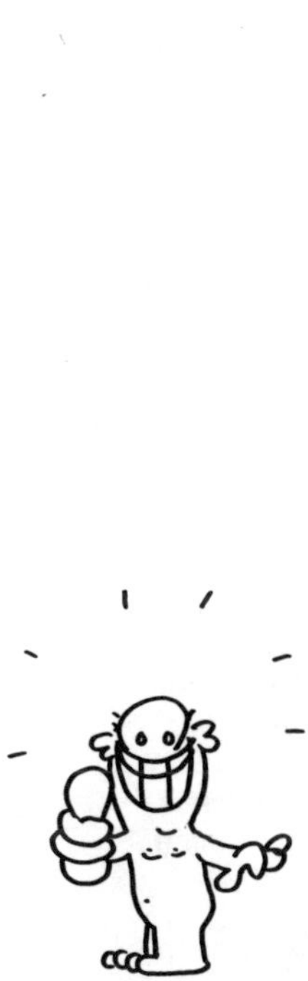

folgsprogramm auf die Schliche gekommen. Für nützlich und hilfreich gehaltene Verhaltensregeln wurden als Störprogramme entlarvt. Es sind vor allem Vorsätze, die uns Menschen eigentlich helfen sollen, uns im Überfluß zu orientieren.

Gezügelte und ungezügelte Esser

Nur wenige Zeitgenossen können unbekümmert zugreifen und ihre ständig gefüllten Teller leer essen. Solche Menschen nennt man ungezügelte Esser, weil sie es überhaupt nicht nötig haben, auf Fett oder Kalorien zu achten. Sie sind einfach durch ihre biologische Software normalgewichtig und bleiben es auch. Ganz anders die gezügelten Esser, die durch ihr genetisches Programm im Überfluß des Schlaraffenlandes ein Handicap haben. Sie nehmen – wie manche von ihnen behaupten – allein beim Anblick von Schwarzwälderkirschtorte zu. Das ist zwar übertrieben, aber dennoch reagiert ihre Figur auf Essen in besonders sensibler Weise. Also zählen sie Kalorien, essen nicht alles auf, legen Fastentage ein, besorgen sich die neuesten Diäten, leben von Zitronensaft und Ahornsirup oder halten es mit der Trennkost. Jedenfalls kann man sie als kontrollierte Esser charakterisieren. Ähnlich wird es Ihnen auch gehen, denn sonst fände die Pfundskur kaum Ihr Interesse, oder?

Wer den Überfluß nach „gut" und „schlecht" sortiert, macht sich das Leben schwer. Der PfundsKur-Grundsatz: Es ist verboten, sich bestimmte Lebensmittel zu verbieten.

Typisch für kontrollierte Esser ist nun, so hat die Verhaltensforschung festgestellt, daß sie einen harten Kompaßkurs durch das Schlaraffenland steuern. Lebensmittel teilen sie in gesunde und ungesunde ein, in Schlankmacher und Dickmacher. Alles, was irgendwie nach Kalorien riecht, wird verboten, und alle mageren Speisen werden zum täglichen Brot erklärt. Ein Eßleben zwischen Verboten und Geboten. Dieses Programm, das im Kopf auf das Eßverhalten wirken soll, hat aber erhebliche Nebenwirkungen.

Spielen Sie in Gedanken einmal durch: Sie verbieten sich alles Süße. Woran denken Sie ab sofort? Klar, an Süßes! Jede Tafel Schokolade lacht sie an. Sie entdecken plötzlich süße Leckereien, die Ihnen ohne das eigene

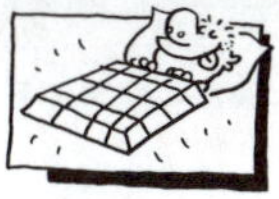

Verbot überhaupt nicht aufgefallen wären. Es geht Ihnen so wie dem Menschen, der einen Brief einwerfen will. Er sieht viel mehr gelbe Gegenstände, bis er endlich einen Briefkasten gefunden hat. Wer sich also auf Süßes programmieren will, sollte es sich verbieten. Wer ständig an Trollinger denken will, sollte sich Wein grundsätzlich und absolut verbieten!

Die Worte „nie", „immer", „grundsätzlich", „nur noch" sind also ganz gefährliche Worte. Sie beruhigen uns in dem Moment, wo wir einen solchen Vorsatz fassen, der diese Worte enthält. „Nie mehr werde ich Butter aufs Brot streichen" – das ist eine so schöne Vorstellung, bei der das Gewicht in Gedanken dahinschmilzt. Man fühlt sich so richtig gut, solange der Gedanke gedacht wird. Die Zukunft ist rosig, die Figur schmilzt dahin. Aber nur in der Vorstellung. Denn die wahre Zukunft beginnt nach dem Gedanken.

Dem Mißerfolg auf der Spur

Der nächste Sonntag kommt. Frisch aufgebackene Croissants, herrlich duftende Erdbeerkonfitüre, eine Tasse Kaffee. Ein schöner Morgen, eine liebe Familie. Fast ist die Wirklichkeit wie in der Frühstückswerbung. „Das schmeckt himmlisch. Die kühle Butter auf dem heißen Croissant." „Nein danke, ich esse keine Butter. Ohne schmeckt es auch." „Mensch, heute ist Sonntag. Einmal kannst du doch auch probieren". „Nun verführe mich doch nicht. Ja, das schmeckt gut. Ich weiß, aber ich will doch nicht mehr." „Komm, dann beiß doch mal ein Stückchen ab. Nur, damit du weißt, wie das schmeckt. Tu's doch mir zuliebe. Nur einen Bissen. Ja?!"

Ahnen Sie, wie dieser Frühstücksdialog ausgeht. Mit Frust. Mit Mißerfolg. „Ich schaffe es einfach nicht." „Schon wieder nicht geschafft." „Warum bin ich denn so willensschwach?" Nur 5 g Butter waren in der Lage, dieses unbeschwerte Frühstück als Tragödie enden zu lassen. Schuld hat allein das Wörtchen „nie". Was folgt, heißt: „Na, gut, jetzt ist auch alles egal, dann gib mir doch noch ein Croissant, gib mir die Butter und die Kon-

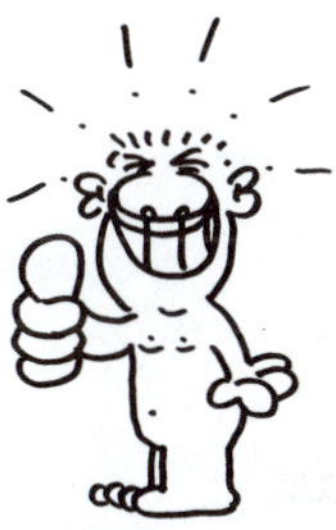

Das flexible Prinzip heißt: Ich nehme mir für die nächste Woche ein konkretes Ziel vor, das etwas tiefer liegt. Genau soviel weniger, wie ich mir zutraue.

fitüre. Was soll's. Wenn ich schon versage, dann aber richtig." Schließlich muß man sich ja trösten, wenn die eigenen Vorsätze baden gehen. „Ab morgen gilt dann wirklich, nie mehr Butter." Wie lange wohl? Der nächste Sonntag kommt in sieben Tagen.

Fassen Sie keinen festen Vorsatz, der durch völlig unbedeutende Verhaltensweisen in den Abgrund stürzt. Wer in seinem Leben einige Kilogramm Schokolade gegessen hat (wer nicht?), der darf doch nicht daran verzweifeln, wenn er einmal ein Stückchen ißt, das genau 4,16 g wiegt. Von einer Erdnuß ist noch niemand auf der ganzen Welt dick geworden. Aber weil sich Menschen vornehmen, nie mehr eine Erdnuß zu essen, kann eine einzige Erdnuß den Erdnußkonsum plötzlich so ankurbeln, daß Menschen dick werden. Immer nach dem Muster: „Jetzt ist es auch egal." Die fünf Worte „Jetzt ist es auch egal" sind offenbar der Schlüssel zum Mißerfolg. Erfolg heißt, sein Leben so einzurichten, daß diese fünf Worte nicht mehr über unsere Lippen kommen.

Die Trainingsaufgaben der sechsten Woche

Erste Aufgabe: Identifizieren Sie die zu strengen Vorsätze

Vorsätze, die nicht den sofortigen Absturz zur Folge haben, wenn sie mal etwas außer acht gelassen werden, sind die besseren. Flexible Vorsätze können eher tatsächlich eingehalten werden. Sie lassen Erfolge zu, auf die wir dann stolz sein können. Zum Beispiel möchten Sie gerne Ihren Schokoladenkonsum reduzieren. Klar, zuviel Fett. Sie wissen jetzt: „Ab morgen nie mehr Schokolade!" – das geht todsicher schief. Also planen Sie flexibel. Bisher vernaschten Sie vielleicht vier Tafeln Schokolade in der Woche. Dazu noch mit schlechtem Gewissen. Darum planen Sie jetzt für die kommende Woche: Ich versuche, mit drei Tafeln auszukommen. Sie müssen aber ehrlich sein, und sich diese drei Tafeln Schokolade auch innerlich zugestehen. Kommt Schokolust auf, dann nur zu. Schaffen Sie sich Ihre eigenen, rigiden Vorsätze vom Hals. Programmieren Sie Ihren Erfolg, in dem Sie genau darauf achten, daß Sie nicht aus psychologisch

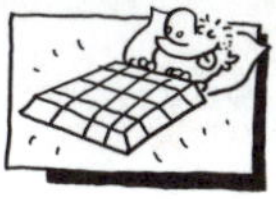

falsch verstandener Selbsthilfe zu rigiden Vorsätzen greifen, sich unter Druck setzen und in kurzer Zeit wieder da stehen, wo Sie häufig schon waren: „Jetzt ist alles egal."

Genehmigen Sie sich die Freiheit, die Sie verdienen. Das Prinzip des fairen Umgangs mit sich selbst ist eigentlich ganz einfach, wenn man weiß, daß man sich nicht überfordern darf. Prüfen Sie Ihre Vorsätze daraufhin, ob Mini-Ereignisse sie nicht völlig entkräften können. Wenn ja, dann taugt ein solcher Vorsatz nichts.

Testen Sie an folgenden Beispielen, ob Sie schon ein gutes Gefühl entwickelt haben, um rigide von flexiblen Vorsätzen unterscheiden zu können.

Entscheiden Sie:

Der Vorsatz heißt,	**Dieser Vorsatz ist...**
1) nur noch Vollkornbrot zu essen.	☐ rigide ☐ flexibel
2) jeden Morgen zehn Minuten Gymnastik zu machen.	☐ rigide ☐ flexibel
3) am Tag nicht mehr als 20 Fettaugen zu konsumieren.	☐ rigide ☐ flexibel
4) in der Woche 140 Fettaugen einzuhalten.	☐ rigide ☐ flexibel
5) am Tag nur einen Riegel Schokolade zu essen.	☐ rigide ☐ flexibel
6) im Monat nicht mehr als 30 Viertele Wein zu trinken.	☐ rigide ☐ flexibel
7) mit drei Tafeln Schokolade eine Woche auszukommen.	☐ rigide ☐ flexibel
8) in der Woche ein Kilo Kartoffeln zu essen.	☐ rigide ☐ flexibel
9) nie mehr Sahnekuchen zu essen.	☐ rigide ☐ flexibel
10) in der Woche vier Glotzaugen einzuplanen.	☐ rigide ☐ flexibel

Das Prinzip ist Ihnen jetzt klar? Rigide sind die Vorsätze 1, 2, 3, 5 und 9, denn sie setzen ein absolutes Ziel. Die kleinste Überschreitung führt zum Desaster: „Jetzt ist es auch egal." Flexible Vorsätze, wie in Beispiel 4, 6, 7, 8 und 10 schaffen Freiheit, um sich selbst zu steuern. Stellen Sie sich vor, Sie hätten die PfundsKur angefangen und sich vorgenommen, nicht mehr als 20 Fettaugen zu essen. Gleich am ersten Tag hätte es passieren können, daß Ihre Rechnung auf 22 Fettaugen gekommen wäre. „Warum soll ich überhaupt noch weitermachen", wäre doch der erste Gedanke gewesen. Mit 140 Fettaugen in

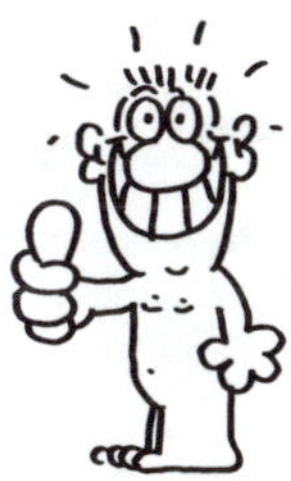

Wir müssen unseren Umgang mit Lebensmitteln flexibel gestalten. Es ist verboten, sich irgendein Lebensmittel zu verbieten!

der Woche müssen Sie den ersten Tag mit 22 Fettaugen nicht verloren geben. Es ist genug Spielraum da, um nach sieben Tagen das Wochenziel zu erreichen.

Seien Sie fair zu sich. Klopfen Sie alle Vorsätze, die Sie sich machen, darauf ab, ob sie rigide oder flexibel sind. Es ist unmöglich, bei vollen Supermärkten und gefüllten Tiefkühltruhen bestimmte Lebensmittel dem Abstinenzprinzip zu unterwerfen. Das kann nicht gutgehen. Der Rückfall ist programmiert. Darum macht auch die Unterscheidung der Lebensmittel in gesunde und ungesunde keinen Sinn. Das führt nur dazu, daß Sie laufend feststellen, wieviele ungesunde Lebensmittel Sie essen. Drei Liter Milch am Tag sind sicher ungesunder als ein Riegel Schokolade.

Zweite Aufgabe: Fettaugen und Glotzaugen flexibel handhaben

Entscheidend ist die Menge, die wir essen und die Kombination der Lebensmittel. Mit der Fettaugenmethode hat die PfundsKur Ihnen bereits eine sehr flexible Maßnahme in die Hand gegeben, die auch im Schlaraffenland eine bessere Orientierung bietet als die krasse Einteilung in erlaubte und verbotene Lebensmittel.

Erinnern Sie sich noch an Ihren Eßtyp-Test? War Ihr Profil eher im orangen oder im blauen Bereich? Je mehr Sie auf der orangen Fläche lagen, desto eher ist die flexible Kontrolle eine ganz wichtige Erkenntnis für Sie. Versuchen Sie, die flexible Kontrolle für sich wirken zu lassen. Seien Sie fair zu sich. Verbote und Gebote – bitte für immer aus dem Kopf streichen!

Sie beginnen allmählich, Ihr eigener Trainer zu werden. Sie bestimmen, wieviele Fettaugen Sie in der kommenden Woche essen möchten. Wir haben lange nicht mehr über das Gewicht gesprochen. Ist Ihnen das schon aufgefallen? Inzwischen verstehen Sie, warum die Kilos nicht mehr im Vordergrund stehen.

Das Ziel im Auge behalten
Die Gewichtsabnahme darf und kann nicht das einzige Ziel der PfundsKur sein, auf das Sie gebannt starren, und warten, bis es eintrifft. Die Gewichtsabnahme ist das erfreuliche Ergebnis der PfundsKur, das Sie mit der flexiblen Kontrolle von Fettaugen und Glotzaugen nach und nach erreichen.

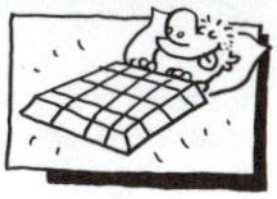

Sie können Ihre Gewichtsabnahme nicht durch einen Vorsatz erzwingen. Sie können sie aber durch die flexible Regulierung der Fettaugen und der Glotzaugen erreichen. Das ist die Kunst, die es auch in der nächsten Woche zu trainieren gilt:

Festsetzen der Fettaugen für die Woche! Programmieren Sie Erfolg, indem Sie sich nicht überfordern! Sparen Sie Glotzaugen ein! Aber nur soviel, daß Sie sich nicht strapazieren! Langsam von der Intensität, aber ausdauernd von der Zeit her, das war das Geheimnis aktiver Bewegung, die eine gute Figur macht.

Gönnen Sie sich Ihre Eßgelüste! Wenn Sie die süße Lust genießen und immer häufiger dabei fettarme Süßigkeiten ohne Gewissensbisse vernaschen, dann werden Sie um eine nachhaltige Erfahrung reicher. Ausprobieren!

Zur Vorbereitung der nächsten Woche

Die nächste Woche (Halbzeit im PfundsKur-Training) ist Ihre Testwoche. Gehen Sie gelassen in die Woche. Erleben Sie, was sich in Ihrem Kopf und auf Ihrem Teller bereits geändert hat. Und dann sagen Sie sich: „In den letzten fünf Wochen habe ich mehr für mich getan als in den Jahren zuvor." Ich wünsche mir, daß Sie dabei nicht an die Waage denken und Ihren Erfolg an den Ziffern dort festmachen. Bis Silvester reagiert die Waage noch viel nachhaltiger. Heute gilt es zu begreifen, daß die Gewichtsabnahme nicht auf der Waage anfängt, sondern im Kopf. Und wenn sie im Kopf begonnen hat, kann sie auf der Waage vollendet werden. Lassen Sie zur Belohnung doch mal wieder das Daumenkino spielen.

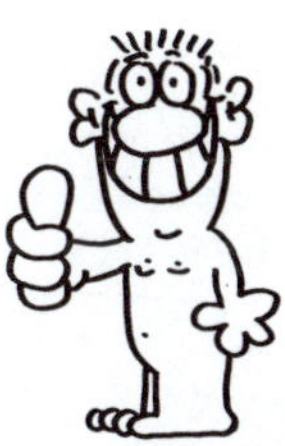

SIEBTE WOCHE

Selbstbestimmt auf Erfolgskurs

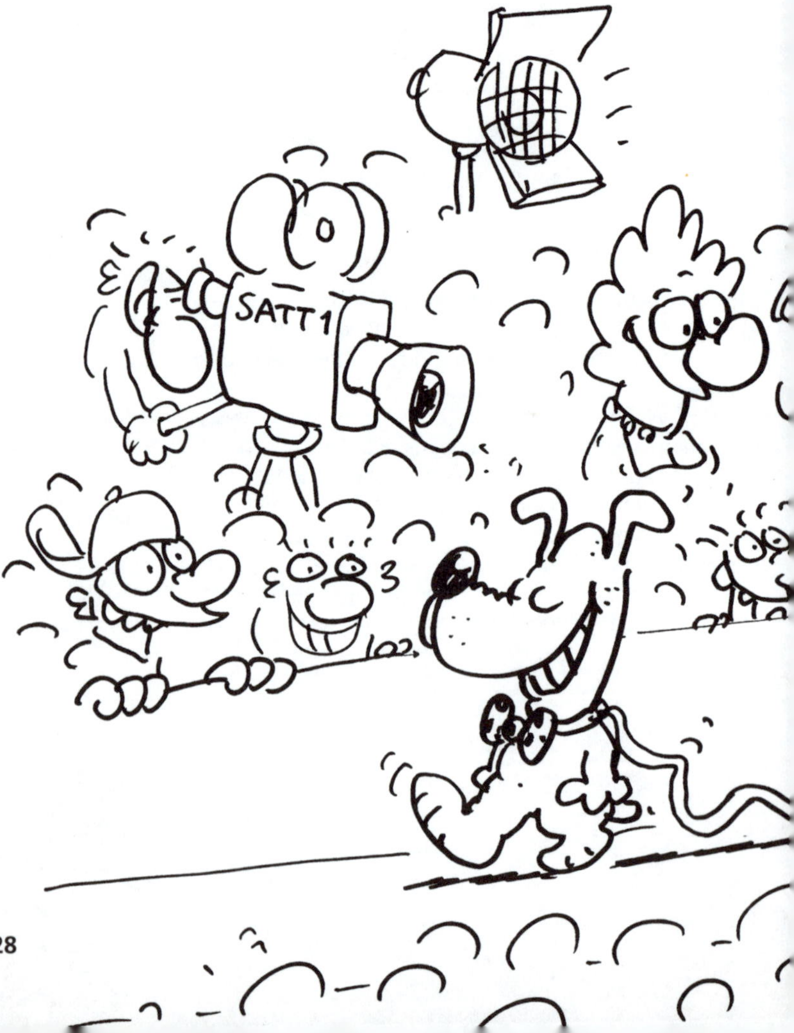

Werden Sie ihr eigener Psychologe. Fürchten Sie Mißerfolge? Oder setzen Sie alles auf Erfolg? Viele Menschen bringen sich selbst um ihr Glück. Haben Sie ständig das Gefühl, daß andere sie beobachten? Dann müssen Sie unbedingt den „Spotlight"-Effekt kennenlernen. Damit Sie unbefangen auf Erfolgskurs gehen und sich sagen „Ich will so sein, wie ich will."

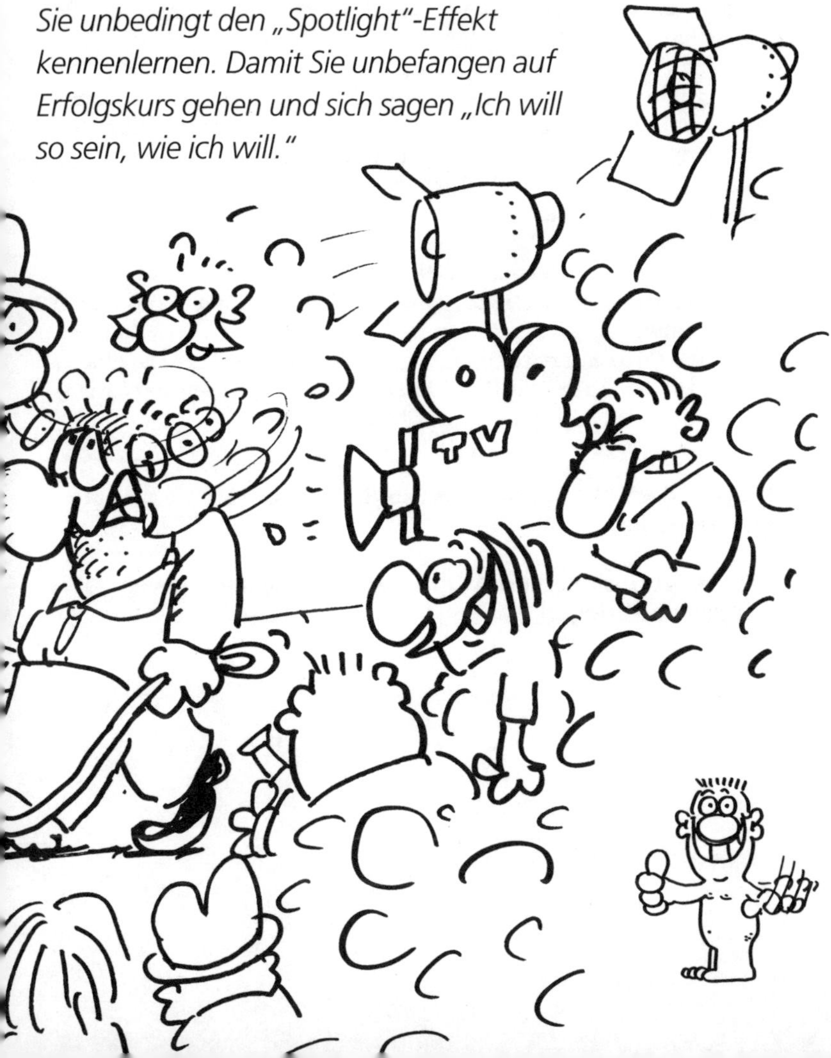

Dichtung oder Wahrheit?

Urteilen Sie selbst!

Geld macht glücklich

Der Irrglaube, daß Geld zwar nicht glücklich mache, man sich aber gut damit helfen könne, wurde jetzt durch eine große wissenschaftliche Studie der John-Hopkins-Universität, USA, widerlegt. Die Wissenschaftler befragten 27.304 Menschen in Stadt und Land der Vereinigten Staaten. Sie sollten angeben, was sie unter Glück verstehen. Die Wissenschaftler erstellten die Top-Ten-Liste des Glücks. Auf Platz eins kam der Luxusurlaub, auf Platz zwei Bungalow oder Villa mit Riesengarten und Swimming-Pool, weiter ging es mit Super-Auto, Essen in First-Class-Restaurants jeden Tag, tolle Küche, Dolby-Surround-Anlage, Designer-Kleidung, Whirlpool, Videoausrüstung etc. Hinter jeden Glücksbringer ließe sich ein Dollarbetrag setzen, für den er zu kaufen ist. Das beweist, daß Geld ausreicht, um das Lebensglück zu erhaschen. Wer arm ist, bleibt unglücklich, so die Experten der John-Hopkins-Universität.

☐ **Ja, das ist doch klar. Ich bin überzeugt, daß diese Studie die Tatsachen erfaßt hat.**

☐ **Nein, das ist Unsinn. Diese Studie der John-Hopkins-Universität ist erfunden und erlogen.**

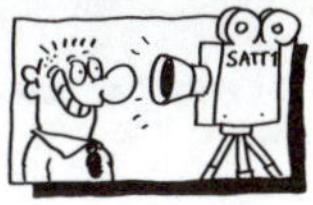

Wer Glück hat, der hat eben Glück

Bestürzend die Feststellungen der modernen Sozialwissenschaft: Glück läßt sich nicht steuern. Manche Menschen sind Glückspilze, andere Pechvögel. Bewiesen ist: Wer einmal sechs Richtige hat, wird nochmals gewinnen. Wer einmal sein Portemonnaie verliert, muß höllisch aufpassen, und trotzdem wird er sein Portemonnaie wieder verlieren. Es ist den Menschen in ihre Natur geschrieben, ob sie zu den Gewinnern oder den Verlierern des Lebens gehören. Ein bislang noch unbekanntes Naturgesetz wirkt und verteilt die Lose unter den Menschen. Man mag sich bemühen, rackern und arbeiten, doch ob am Ende der Hauptgewinn oder die Niete gezogen wird, das allein entscheidet das Schicksal. Ergebt Euch in Euer Schicksal, so die Quintessenz der Wissenschaftler. Wer Glück hat, der hat einfach Glück. Und Pech haben die, die halt Pech haben. Gegen diese Spielregel der Natur sind Menschen machtlos.

☐ **Ja, im Grunde spiegelt diese Botschaft auch meine Lebenserfahrung wieder. Im Kern also zutreffend.**

☐ **Nein, welch ein Unsinn! Da glaube ich doch lieber dem Sprichwort „Jeder ist seines Glückes Schmied".**

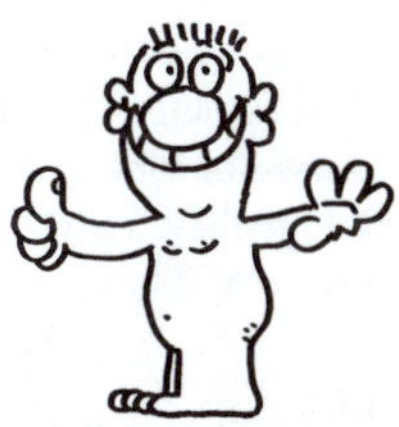

PfundsKur-Lektion 7:
Sind Sie erfolgreich? Glauben Sie an Ihr Glück?

Mit dem Glück ist das so eine Sache. Hat Claudia Schiffer Glück, die mit ihrem BMI von 18 auf Laufstegen und Titelseiten zu sehen ist? Oder hat Marianne Sägebrecht Glück, daß sie mit ihrer Rubens'schen Erscheinung als eine der großen deutschen Schauspielerinnen gilt? Haben Sie Pech, wenn Sie grundsätzlich vor der Supermarktkasse in der langsamsten Schlange stehen? Oder landen Sie beim Stau auf der Autobahn immer auf der langsameren Spur?

Vom Lottogewinn einmal abgesehen, denn der ist purer Zufall, hängen Glück oder Pech, Erfolg oder Mißerfolg zu einem ganz wesentlichen Teil davon ab, wie der Mensch seine Lebensereignisse bewertet. Die kennen Sie auch, die „hemmungslosen Optimisten", die noch lachen, wenn ihnen das Wasser bis zum Hals steht, und standfest behaupten, daß es ihnen nie besser ging. Aber da gibt es auch die geborenen Pessimisten, die einen Lotteriegewinn nicht annehmen, weil sie fest daran glauben, daß das ein Irrtum sein muß.

Psychologen sind der Frage nachgegangen, ob man wirklich als Optimist oder Pessimist geboren wird. Nein, so sagen sie: Welche Lebenseinstellung ein Mensch hat, das hängt zu einem großen Teil, neben der Erziehung, von ihm selbst ab. Eine spannende These. Lassen Sie uns über dieses Thema ein wenig nachdenken, damit Sie sich Ihre Erfolge in Zukunft selbst machen können.

Resümee:
Was wohl die anderen denken? Wird diese Frage zu oft gestellt, blockiert die vorauseilende Pflichterfüllung das eigene Verhalten. Der Mut sinkt. Nicht auffallen bedeutet aber oft, sich selbst nicht zu gefallen. Die PfundsKur gibt Ihnen Gelegenheit, sich besser zu fühlen.

Motive sind die Triebfedern menschlichen Verhaltens. Zwei Motive beherrschen alle Menschen. Das eine Motiv heißt „Furcht vor Mißerfolg", das andere „Hoffnung auf Erfolg". Klar, jeder möchte Mißerfolg vermeiden, jeder möchte Erfolge haben. Da werden Sie sich sofort anschließen können. Doch der feine psychologische Unterschied besteht darin, daß diese beiden Motive von Mensch zu Mensch unterschiedlich stark ausgeprägt sind. Und das macht dieses Thema so spannend. Wie ist es bei Ihnen?

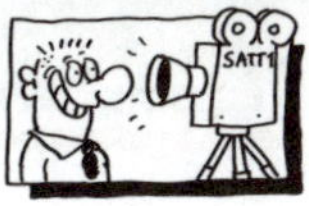

Frau Mayer, die uns als Beispiel dienen soll, hat fürchterliche Angst vor Mißerfolgen. Natürlich würde sie sich über einen Erfolg auch freuen, doch viel mehr treibt sie panische Angst an, einen Mißerfolg zu erleben. Ständig putzt sie ihre Wohnung, räumt perfekt auf und schaut dreimal in den Spiegel, bevor sie das Haus verläßt. „Es könnte Besuch kommen. Was sollen die Leute von mir denken, wenn ich unordentlich gekleidet herumlaufe?" Gerne würde sie in einen Gymnastikkurs bei ihrer AOK gehen, doch „so wie ich aussehe, kann ich mich dort nicht sehen lassen". Bevor Besuch zum Essen kommt, hat Frau Mayer das Rezept dreimal ausprobiert, denn „ich will mich doch nicht blamieren".

Finden Sie das ein bißchen übertrieben? Ja, aber solche Gedanken macht sich jeder. Die Frage ist nur, wie häufig die Vermeidung von Mißerfolgen unser Verhalten bestimmt. Am Beispiel von Frau Mayer wird auch klar, daß für sie eine Welt zusammenbräche, käme ihre Freundin unangemeldet zu Besuch und der Eßtisch wäre noch nicht abgeräumt.

Wo liegt der Schlüssel zum Erfolgsdenken?

Frau Schulze hingegen, unser zweites Beispiel, kommt gerade vom Optiker und hat sich eine neue Brille gekauft. Schrill rot, völlig ungewohnt, da sie bisher nur dezente Brillengestelle trug. „Sie sehen ja total verändert aus", begrüßt sie ihre Nachbarin. „Klar, das macht die neue Brille. Ich bin ganz begeistert", ruft Frau Schulze zurück und ist stolz darauf, daß Ihre Erscheinung sofort gewürdigt wurde. Sie liebt auch freche Kleider, und wenn sie mal im Kaufrausch so völlig daneben gegriffen hat, dann sagt sie, „ziehe ich das eben im Urlaub an". Ihre Speckröllchen hat Frau Schulze im Fitness-Studio gelassen. „Sie hätten mal sehen sollen, wie die mageren Frauen geguckt haben, als ich meine Pfunde auf die Hantelbank gehievt habe", lacht Frau Schulze, „aber irgendwie haben die mich schon bewundert." Da ist sie sich ganz sicher. Warum ist Frau Schulze so sicher und warum Frau Mayer so ängstlich?

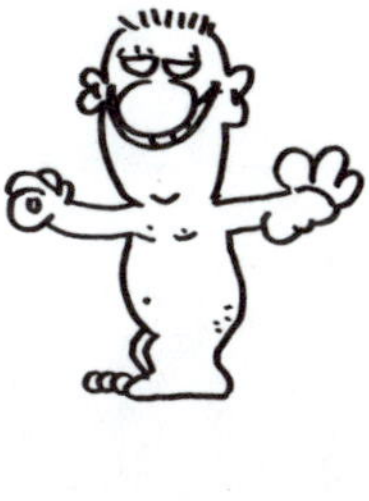

Unbestritten, Frau Schulze ist ein Naturtalent, dem Erfolg und Glück nur so in den Schoß fallen. Wirklich? Der Unterschied zwischen Mayer und Schulze liegt in der Programmierung ihres Gehirns. Die „mageren Frauen" im Fitness-Studio hätten bei Frau Mayer genauso geschaut wie bei Frau Schulze. Und eine ungewohnte, rote Brille würde Frau Mayer auch kaufen und tragen können. Was die beiden Beispielfrauen unterscheidet, das sind ihre Motive. Mayer fürchtet Mißerfolge, Schulze liebt Erfolge. Und beides, die Angst vor Mißerfolgen wie auch den Wunsch nach Erfolgen, kann man trainieren.

Das verbreitete Patentrezept für Mißerfolgsdenker heißt: „Ich will es allen recht machen". Das Rezept für Erfolgsdenker lautet: „Ich will es mir recht machen". Die Erfolgsdenker haben es eigentlich viel einfacher, denn sie wissen selbst, was ihnen gefällt. Die Mißerfolgsdenker bewegen sich im diffusen Raum möglicher Erwartungen, die die Umwelt an sie stellen könnte. Frau Mayer geht nicht zur Gymnastik, weil sie annimmt, daß die anderen komisch gucken könnten. Wissen aber tut sie es nicht! Frau Schulze hingegen weiß selbst sehr genau, daß sie das Fitness-Studio für ihr eigenes Wohlgefühl braucht.

Egoistisch? Nein, eigentlich sind die Mißerfolgsdenker, die alles meiden, was kritisiert werden könnte, die eigentlichen Egoisten. Eine dumme Bemerkung der Nachbarin würde sie so tief treffen, daß sie aus reinem Selbstschutz heraus alles unternehmen würde, damit dieser schreckliche Fall nicht eintrifft. Die Erfolgsdenker dagegen riskieren einen Mißerfolg.

Panikmacher Spotlight-Effekt

Psychologen sprechen auch von dem Spotlight-Effekt, unter dem Mißerfolgsdenker besonders leiden. Gemeint ist das Gefühl, ständig wie von einem Scheinwerfer angestrahlt auf der Bühne des täglichen Lebens zu stehen, als hätten unsere Mitmenschen nichts anderes zu tun, als uns – wie unter einer großen Lupe – zu mustern und im Detail zu bewerten. Jede Unstimmigkeit, jede Peinlichkeit, jeder Fehler, jede Ungeschicklichkeit, alles wird

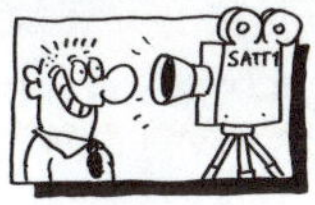

bemerkt. In der Tat, wir Menschen nehmen uns sehr wichtig, wenn wir uns ständig unter Scheinwerferlicht betrachtet fühlen!

Ein Spotlight ist ein Punktscheinwerfer, der alles sichtbar macht.

Doch die Realität ist ganz anders. Da jeder mit seinem eigenen Spotlight-Effekt beschäftigt ist, haben wir kaum Zeit und auch nicht die Lust, unsere Mitmenschen systematisch zu durchleuchten. Dafür haben wir mit uns selbst genug zu tun. Es gibt im Zusammenhang mit dem Spotlight-Effekt lustige Experimente: Da halten Gäste im Restaurant das Besteck verkehrt herum, Messer links und Gabel rechts. Das bemerkt kein Mensch. Sie spießen Kartoffelstückchen mit dem Messer auf. Keine Reaktion. Sie kleckern Soße auf das Tischtuch. Auch ein vager Schluckauf wird nicht registriert. Da kommen Gäste mit Pantoffeln. Andere haben noch Fahrradklammern um den Hosenaufschlag. Andere Gäste schreiben bei der Hotelanmeldung als Beruf „Mörder", und wieder andere tragen eine Armbanduhr, die sie aus Papier ausgeschnitten haben. Selbst nach intensiver Befragung konnte sich kaum einer an diese Auffälligkeiten erinnern. Was uns selbst der Spotlight-Effekt als Auffälligkeit erleben läßt, sind zumeist für unsere Umwelt Unauffälligkeiten.

Leben unter dem Diktat der Meinung anderer?

Hatten Sie schon einmal einen Flecken an der Kleidung? Peinlich, doch hat es jemand bemerkt? Da habe ich vor Jahren im Urlaub überlegt, ob mir ein Bart nicht gut stünde. Dann: Aber so kann ich mich doch nicht sehen lassen. Endlich hatte ich mich durchgerungen und ließ die Klinge stecken. Am ersten Arbeitstag in der Klinik ist meinen Kollegen nicht einmal aufgefallen, daß ich nun einer mit Bart war.

„Was werden wohl die anderen denken", ist ein typisch deutscher Standard in der Erziehung, der das Motiv trainiert, sich konfliktfrei und ohne Anlaß zu irgendeinem Anstoß für andere zu verhalten. „Was sollen die Nachbarn denken", hören die Kids, wenn sie ein paar Haarsträhnen pink einfärben. „Um Gottes willen, mußt du so herumlaufen?" „Aber so kannst du doch

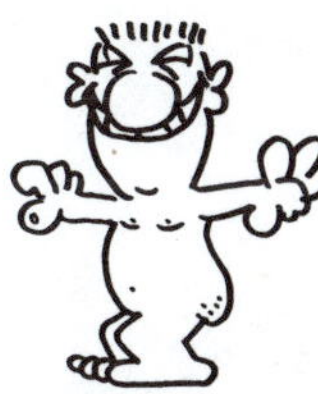

Leider nicht nur ein Witz
Sie kennen doch den traurigen Witz vom Tag der Silberhochzeit: Er bietet seiner Frau – wie immer in den 25 Jahren – die obere Brötchenhälfte an, die er – so kann er sich erinnern – früher selbst zu gerne gegessen hat, aber aus Liebe beim ersten Frühstück seiner Frau großzügig angeboten hatte. „Darf ich heute zur Feier des Tages", bittet seine Frau zögernd, „einmal die untere Hälfte essen. Ich habe dir zuliebe schließlich 25 Jahre darauf verzichtet."

nicht in die Schule gehen." „Mit diesem Auto darfst du dich nicht bei deinen Kunden sehen lassen." „Was soll die Verkäufern denken, wenn ich jetzt die Schuhe nicht kaufe?" „Was soll mein Mann denken, wenn ich Fettaugen spare und die Bratkartoffeln nicht mehr schmecken?"

In welchem Netz sich Mißerfolgsdenker verfangen, dürfte jetzt deutlich geworden sein. Ständig fühlen sie sich beobachtet, ohne daß jemand so genau hinschaut. In „vorauseilendem Gehorsam" wird jeder persönliche Wunsch, jeder tolle Gedanke niedergeschmettert, weil es vielleicht den anderen nicht paßt. Sozusagen ein Leben unter dem Diktat der vermeintlichen Meinung und Bewertung anderer Menschen. Das muß nicht so sein.

Testen Sie Ihr eigenes Erfolgsdenken!

Mißerfolgsdenker und Erfolgsdenker erleben auch andere Ereignisse unterschiedlich. Wenn Sie Lust haben, dann können Sie schnell diesen kurzen Test ausfüllen. Das Ergebnis soll Anreiz zum Nachdenken geben. Stellen Sie sich mit etwas Phantasie die folgenden Situationen einmal vor und überlegen Sie spontan, wie Sie reagieren würden.

Situation 1:
In Eile nehmen Sie Ihren Mantel, greifen die Tasche und stürzen aus der Tür. Kaum fällt sie ins Schloß, da bemerken Sie, daß Sie den Schlüssel auf dem Küchentisch haben liegen lassen. Ihr erster Gedanke …

☐ „Daß das immer wieder mir passiert. Warum bin ich auch so vergeßlich?"
☐ „Warum setze ich mich auch unter diesen Zeitdruck? Dann muß so etwas einfach passieren!"
○ „Das ist einfach Pech, das ist ja noch nie passiert!"

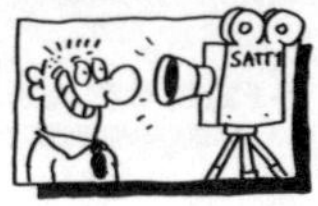

O „Die blöde Tür, warum fällt die so schnell zu. Da hat doch keiner eine Chance!"

Situation 2:
Sie suchen einen Parkplatz. Plötzlich entdecken Sie eine Lücke, Sie bremsen und blinken nach links. Das entgegenkommende Auto müssen Sie noch vorbeilassen. Doch der Fahrer dieses Autos bremst ebenfalls und huscht vor Ihnen in Ihre Parklücke. Ihr erster Gedanke …

☐ „So geht es mir halt immer. Ich komme immer zu spät!"
☐ „Das habe ich nicht gut gemacht. Aber die nächste Lücke gehört mir!"
O „Der ist aber unverschämt. Ein bißchen mehr Rücksicht … "
O „Die Stadtverwaltung könnte auch wirklich mehr Parkplätze einrichten!"

Situation 3:
Sie erfahren von einer neuen Wunderdiät. Nach ein paar Tagen haben Sie vier Kilo damit abgenommen. Sie fahren anschließend in Urlaub mit Vollpension. Die vier Kilo sind schnell wieder zugenommen. Ihr erster Gedanke…

O „Diese Diät taugt nichts. Nur Scheinerfolge!"
☐ „Das ist bei immer so. Ich halte eben nicht richtig durch!"
O „Im Urlaub kann das auch nicht gehen!"
☐ „Ich muß es noch mal probieren."

Situation 4:
Seit Tagen freuen Sie sich auf eine Einladung bei guten Freunden, die Sie lange nicht gesehen haben. Da klingelt das Telefon. Absage, weil einer der Gastgeber krank geworden ist. Ihr erster Gedanke …

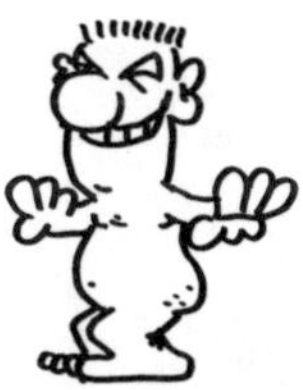

O „Das ist schade. Aber so kann es kommen."
☐ „Ich hatte schon befürchtet, daß es so kommt."

- O „Dann freue ich mich auf den nächsten Termin."
- ☐ „Warum trifft es immer nur mich? Wo ich mich doch so gefreut habe."

Situation 5:
Sie arbeiten in einem Team mit fünf Kollegen. Sie wissen, daß Sie die Arbeit am besten voranbringen. Dennoch lobt Ihr Chef Ihren Kollegen für den Erfolg des letzten Projektes, das Sie maßgeblich gestaltet haben. Ihr erster Gedanke...

- ☐ „Ungerecht. Das Lob gehört eigentlich mir."
- ☐ „Ich kann mich halt nicht so gut verkaufen."
- O „Der Chef weiß auch nicht, was hier Sache ist."
- O „Dem Kollegen sei es gegönnt."

Situation 6:
Sie haben ein tolles Essen zubereitet. Der Tisch ist wunderschön gedeckt. Ihre Familie ist gut gelaunt und ißt mit offensichtlichem Vergnügen. Alle reden über das Bundesligaspiel, das eben im Fernsehen übertragen wurde. Kein Wort zum Essen. Ihr erster Gedanke...

- O „Ich freue mich, daß es denen so gut schmeckt."
- ☐ „Mir dankt ja nie einer. Alles ist so selbstverständlich."
- ☐ „Warum gab es dieses umstrittene Tor. Mein Essen ist plötzlich Nebensache."
- O „Nächstes Mal mache ich mir keine so große Mühe."

Situation 7:
Sie suchen ein gebrauchtes Fahrrad. In der Zeitung finden Sie eine Anzeige, die genau das Rad anbietet, das Sie haben wollen. Die Antwort auf Ihren Anruf: „Schon verkauft." Ihr erster Gedanke...

- O „Okay, dann muß ich mich woanders umhören."
- ☐ „Hatte ich befürchtet. Ich komme immer zu spät."
- O „Auch nicht so schlimm. Ich werde ein Rad finden."
- ☐ „Hätte ich doch heute die Zeitung früher gelesen."

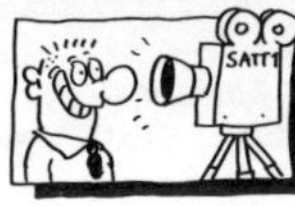

Situation 8:
Sie buchen eine sehr preiswerte Reise nach Mallorca. Kurz vor dem Abflug erfahren Sie, daß man Sie in einem Luxushotel unterbringt, weil das von Ihnen gebuchte einfache Hotel überbelegt ist. Ihr erster Gedanke …

☐ „Aber das kann ich doch nicht annehmen."
○ „So ein Glück, da freue ich mich aber."
○ „Ich ahnte schon, daß ich das richtige Angebot ausgesucht habe."
☐ „Ob das besser ist, wird sich noch herausstellen."

Situation 9:
Sie pflegen mit viel Mühe und Liebe Ihren Garten. Alles gedeiht prachtvoll. Bekannte kommen zu Besuch und sind begeistert: „Einen so tollen Garten haben wir noch nicht sehen". Ihr erster Gedanke…

○ „Ich bin auch richtig stolz auf meinen Garten."
☐ „Nun übertreibt nicht. Dieses Jahr hatte ich einfach Glück mit den Blumen."
☐ „Hier wächst einfach alles so gut."
○ „Ich habe jetzt auch über 15 Jahre Erfahrung mit dem Garten. Das sieht man eben."

Situation 10:
Sie haben zum ersten Mal eine Backmischung für Pizzateig gekauft. Die Pizza gelingt auf Anhieb. Der Familie schmeckt es ausgezeichnet. Ihr erster Gedanke …

☐ „Eine gute Mischung. Die kaufe ich wieder."
○ „Da hatte ich eine glückliche Hand."
☐ „Die Fertigprodukte sind heute einfach gut. Da kann gar nichts schief gehen."
○ „Da steckt auch meine jahrelange Küchenerfahrung drin, trotz Fertigmischung."

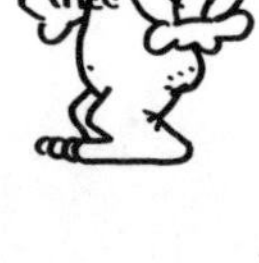

Zählen Sie bitte zusammen, wie oft Sie □ und wie oft ○ angekreuzt haben:

□ = I__I__I
○ = I__I__I

Die □ überwiegen: Je mehr □ Sie angekreuzt haben, desto größer ist Ihr Potential, sich im Erfolgsdenken zu trainieren. Sie erreichen viel mehr, als Sie sich bisher zugetraut haben. Wenn Ihnen etwas gelingt, dann ist das nicht immer Glück oder Zufall oder die Leistung anderer, sondern Ihr eigener Erfolg. Vertrauen Sie in sich und Ihre Potentiale. Sie sind nicht auf der Welt, um so zu sein, wie andere Sie haben wollen. Werden Sie mutiger und vertrauen Sie auf eigene Wünsche, Vorstellungen und Ziele. Sie werden erleben, daß Sie nicht Kritik, sondern Beifall ernten.

Die ○ überwiegen: Sie verfügen über eine gesunde Portion Selbstvertrauen. Sie erleben sich eher als ein „Verursacher", also als ein Mensch, der sein Leben selbst gestalten, sich seine Ziele vorgeben und auch (meistens) erreichen kann. Die PfundsKur haben Sie sich gewählt, damit es Ihnen noch besser geht.

Hat Ihnen der Ausflug in die Psychologie Spaß gemacht? Dann wäre es doch an der Zeit, einmal ein paar Konsequenzen in die Tat umzusetzen. Sie kennen jetzt den Spotlight-Effekt, der Menschen fälschlich annehmen läßt, sofort unangenehm aufzufallen, wenn sie sich anders als gewohnt verhalten. Testen Sie die Realität.

Mut zu Veränderungen

Wie wäre es mit einer PfundsKur 2000, die Sie nicht nur schmecken, sondern darüber hinaus auch wie ein „neuer Mensch" erleben. Die Figur ist nur ein Aspekt Ihrer Erscheinung. Frisur und Kleidung haben Sie auch im Griff. Wirklich? Hand aufs Herz: Gefällt Ihnen Ihre Haarfarbe? Gefällt Ihnen Ihre Kleidung? Klar, aber mit einem besonders schicken oder frechen Outfit haben Sie

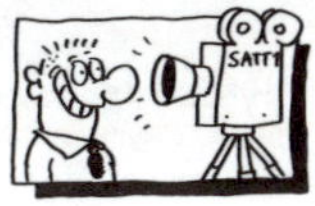

immer schon geliebäugelt? Wenn Sie eine Brille tragen, dann sahen die letzten Gestelle höchstwahrscheinlich immer sehr ähnlich aus. Mein Tip: lassen Sie sich beim nächsten Brillenkauf vom Optiker beraten, der Ihre Typbrille aussucht. Sie selbst oder Ihre Angehörigen können das nicht.

Zum Walking-Treff wollen Sie wirklich nicht gehen? Auf dem Fahrrad wollen Sie sich nicht sehen lassen? Und die tollen Sportschuhe, ach ja, dafür sind Sie zu alt? Wirklich? Also, einen Bart könnten Sie sich nie erlauben? Haben Sie schon daran gedacht? Natürlich nicht Sie, verehrte Leserin. Aber knallgrüne Fingernägel, das bringen Sie nicht fertig? Oder doch?

Sind Sie mit Ihren Farben zufrieden, die Sie wahrscheinlich schon jahrelang wählen? Wie wäre es mit etwas mehr Farbe. Ein bißchen frecher, salopper oder eleganter? Das Make-up benutzen Sie schon jahrelang. Auf Ihr Parfüm sind Sie auch eingeschworen. Sind Sie, was Ihr Spiegelbild angeht, rundum zufrieden?

Die Trainingsaufgabe der siebten Woche

Erfüllen Sie sich Ihre geheimen Wünsche

Hier geht es nicht darum, sich in die von Kosmetikindustrie, Werbung und Lifestylezwängen inszenierten Standards zu pressen. Das wäre grundfalsch und würde Ihrer Individualität nicht gut tun. Die PfundsKur möchte Ihnen Mut machen, das zu realisieren, was Sie sich insgeheim immer schon gewünscht haben. Ihre geheimen Wünsche sind viel zu schade, um immer im Verborgenen geträumt zu werden. Lassen Sie sie an sich heran. Geben Sie sich einen Ruck, in der siebten Woche ist Gelegenheit, mindestens einen heimlichen Wunsch zu offenbaren. Wetten, daß es niemand außer Ihnen bemerkt?
Sie stehen unter Zugzwang, denn jetzt müssen Sie unbedingt etwas für sich tun. Ihr Engagement bei der PfundsKur verlangt nach Belohnung. Füllen Sie bitte die Checkliste aus, die ich für Sie vorbereitet habe.

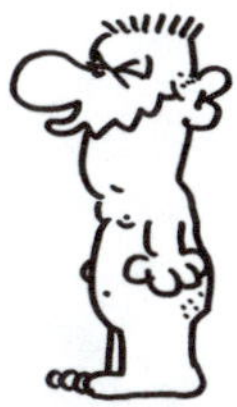

Also, was ist Glück? Sicher nicht das, was Sie soeben alles auf der Checkliste angekreuzt haben. Das hat mehr

Meine Zufriedenheit mit...	☺☺	☺	😐	☹	☹☹	Will ich verändern
Meinem Gewicht	☐	☐	☐	☐	☐	☐ ja ☐ nein
Meiner Frisur	☐	☐	☐	☐	☐	☐ ja ☐ nein
Meiner Haarfarbe	☐	☐	☐	☐	☐	☐ ja ☐ nein
Meiner Brille	☐	☐	☐	☐	☐	☐ ja ☐ nein
Meinem Make-up	☐	☐	☐	☐	☐	☐ ja ☐ nein
Meinem Parfum	☐	☐	☐	☐	☐	☐ ja ☐ nein
Meinem Schmuck	☐	☐	☐	☐	☐	☐ ja ☐ nein
Meinem Kleidungsstil	☐	☐	☐	☐	☐	☐ ja ☐ nein
Meinen Schuhen	☐	☐	☐	☐	☐	☐ ja ☐ nein
Meinem Auto	☐	☐	☐	☐	☐	☐ ja ☐ nein
Meinem Fahrrad	☐	☐	☐	☐	☐	☐ ja ☐ nein
Meinem Hobby	☐	☐	☐	☐	☐	☐ ja ☐ nein
Meiner Wohnungseinrichtung	☐	☐	☐	☐	☐	☐ ja ☐ nein
Meinen Urlaubszielen	☐	☐	☐	☐	☐	☐ ja ☐ nein
Mit der Zeit, die ich mir für mich nehme	☐	☐	☐	☐	☐	☐ ja ☐ nein

mit Zufriedenheit und Selbstvertrauen, mit Zutrauen und Mut zur Veränderung zu tun. Das kann einen Menschen zufriedener machen.

Die Checkliste enthielt so manchen Punkt, der zum Glück beitragen kann. Aber es waren nur Bereiche, die Sie selbst beeinflussen, ändern oder anders bewerten können. Smilies, die Sie angekreuzt haben, die nicht mehr lachen können, werden lachen, wenn Sie es wollen.

Zur Vorbereitung der nächsten Woche

- Erwecken Sie Ihre Smilies, die noch nicht lachen, zum Lächeln. Step by step. Wenn Sie es schaffen, vier Smilies um eine Stufe lachender zu machen, dann wird es eine wundervolle siebte Pfundskur-Woche für Sie, und Ihre Zufriedenheit wird stetig steigen.
- Die Fettaugen dürfen auch nicht weinen, also weiter fettnormal und kohlenhydratfreudig essen und ge-

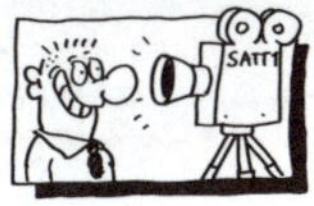

Das werde ich tun! Meine Idee ist...

Lassen Sie sich Zeit für diesen sehr besinnlichen Selbsttest. Er kann Ihr Leben verändern.

nießen. Setzen Sie sich wieder ein Ziel für die kommende Woche, das Sie erreichen können.

- Weiterhin Glotzaugen einsparen, aber mit Augenmaß. Verlangen Sie nicht zuviel von sich. Fair bleiben, das ist Pflicht! Jede halbe Stunde, die Sie sich aktiv bewegen, spart nicht nur ein Glotzauge ein, sondern schafft zusätzlich Energieverbrauch. Das gibt mehr Freiheit bei Tisch.
- Und wenn Sie Ihren Erfolg auch dokumentieren wollen, dafür gibt es am Ende des zehnten Kapitels auf Seite 185 eine Tabelle. Gewicht und „gefühltes Gewicht" können Sie dort notieren. Ich vermute, inzwischen fühlen Sie Ihr Gewicht bereits viel leichter als es (noch) auf der Waage ist. Richtig getippt? Denn Abnehmen beginnt im Kopf.

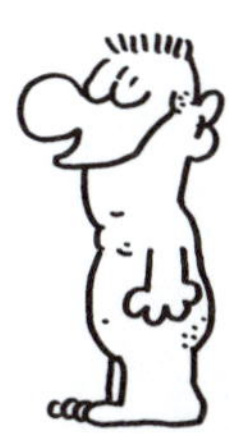

Gesund bleiben mit Obst und Gemüse

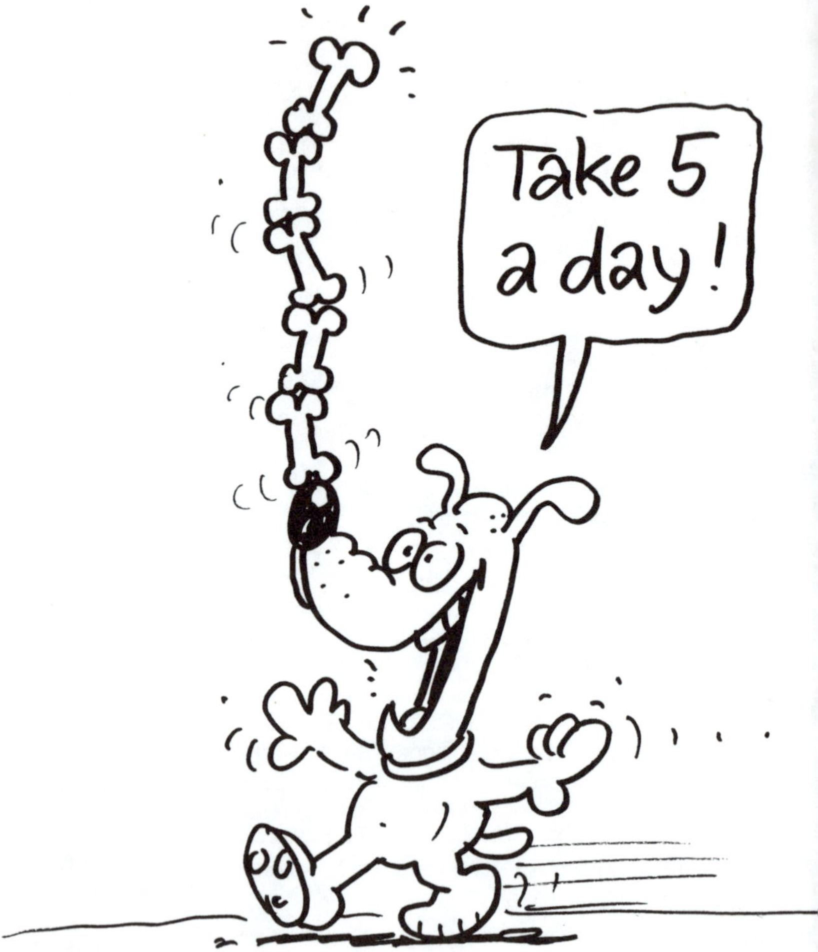

Jetzt geben Sie Ihrer Ernährung den letzten Schliff. Die amerikanische Botschaft „take 5 a day" gilt ab sofort in Ihrer PfundsKur: Nimm fünf am Tag. Fünfmal eine bunte Obst- oder Gemüseportion (auch als Saft) schleust eine Unmenge an positiven Pflanzenstoffen in Ihren Körper, damit Sie jahrelang gesund, leistungsfähig und bei Wohlbefinden bleiben. Übrigens: Das Alliin im Knoblauch ist ein wahrer Alleskönner!

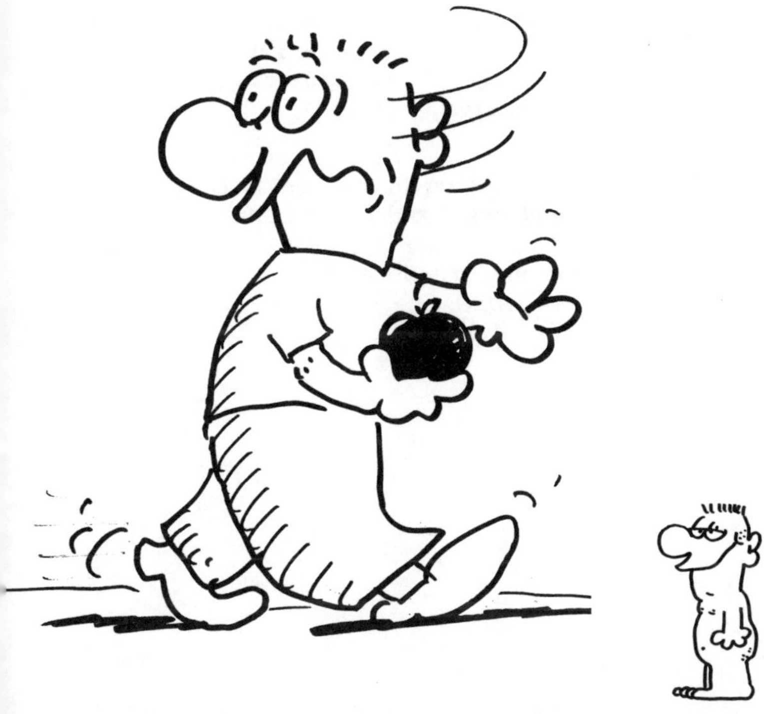

Dichtung oder Wahrheit?

Urteilen Sie selbst!

Vitaminpillen – Power pur!

Die Nahrungsmittel, wie sie auf dem Markt und in Supermärkten angeboten werden, bieten keine ausreichende Nährstoffversorgung für den modernen Menschen. Das stellte gerade die US-Arznei- und Lebensmittelbehörde (FDA) fest und gab neue Empfehlungen für die tägliche Aufnahme an Vitaminen und Mineralstoffen heraus. Die neuen Werte liegen so hoch (Kalzium z.B. 1300 mg pro Tag), daß es kaum mehr gelingt, diese Dosierung zu erreichen. Folgerichtig muß die Lebensmittelindustrie die nötigen Nährstoffmengen in ihren Produkten zusetzen, oder jeder Mensch muß regelmäßig zum Frühstück eine Multivitamintablette einnehmen. Die amerikanischen Experten begründen ihre Maßnahme damit, daß Menschen heute eine sehr lange Lebenserwartung haben. Daher müsse die Ernährung nicht nur Nährstoffmangel vermeiden, sondern Nährstoffoptimierung leisten.

☐ **Falsch, die Nährstoffversorgung durch natürliche Lebensmittel war immer ausreichend und ist es darum auch heute.**

☐ **Stimmt, die Industrienahrung heute ist vitamin- und mineralstoffarm. Darum sollte man täglich eine Vitaminkapsel einnehmen.**

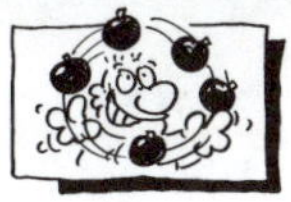

Milch – nein danke!

Immer mehr Bücher warnen vor dem Verzehr von Milch und Milchprodukten. In dem Bestseller „Fit fürs Leben" beschreibt das Ehepaar Diamonds, wie Milch den Körper verschleimt. Besser solle man destilliertes Wasser trinken, meinen diese Autoren.
Dr. Max Bruker, ein engagierter Streiter für die Vollwertkost, argumentiert, daß Milch nur für Kälber gesund sei. „Kein erwachsenes Tier trinkt Milch, nur Menschen sind so unvernünftig", sagt er. Die Kalziumquelle Milch sei unwichtig, schließlich hätten auch die Asiaten stabile Knochen, obwohl sie keine Milch trinken. Zigtausende hören auf diese Botschaften und verzichten völlig auf Milch und Milchprodukte. Kinder wachsen in solchen Familien „milchfrei" auf. Immer mehr Schüler verzichten auf die Pausenmilch und stillen ihren Durst mit Limonade.

☐ **Ich glaube auch, daß Milch und Milchprodukte der Gesundheit schaden.**

☐ **Ich bin sicher, daß man auf Milch und Milchprodukte (als wichtige Kalziumlieferanten) nicht verzichten darf.**

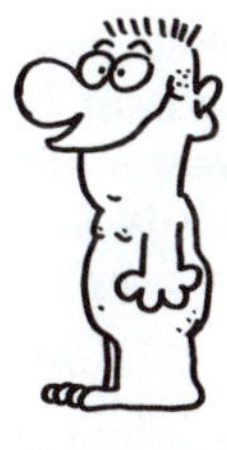

PfundsKur-Lektion 8:
Durchblick bei der Ernährung: 20 verbreitete Irrtümer

Über kaum ein Thema wird so viel geschrieben, berichtet und gesendet wie über die Ernährung. Ständig umschwirren uns Tips zur gesunden Ernährung. Das Vertrackte an dem ganzen Informationsrummel ist, daß häufig ein Tip dem anderen widerspricht, die Botschaften unverständlich sind oder völlig einseitige Empfehlungen gegeben werden. So kommt eine repräsentative Befragung, die wir in Deutschland durchgeführt haben, zu dem Ergebnis, daß 90 Prozent der Bevölkerung die Ernährungsinformation kritisiert.

Die beiden Botschaften dieser Woche sind ein gutes Beispiel für dieses Verwirrspiel. Muß man nun tatsächlich täglich eine Vitaminpille einnehmen? Dürfen Menschen wirklich keine Milch trinken oder Milchprodukte verzehren? In dieser Woche sollen die gängigen Irrtümer geklärt werden, damit Sie einen klaren Durchblick haben für Ihre Wahl im Supermarkt. Übrigens, was denken Sie, wenn Sie die Schagzeile auf dem Zeitungsausriß auf der rechten Seite lesen? Am Ende dieses Kapitels wissen Sie, ob Sie weiterhin Zitronen kaufen können.

Resümee:
Nichts ist so unübersichtlich, wie der Info-Markt über Ernährung: Hausgemacht ist gesünder, Spinat liefert Eisen, oder Zucker macht dick. An 20 verbreiteten Irrtümern klärt die PfundsKur, was wirklich Sache ist. Und ob die Weisheit gilt „an apple a day keeps the doctor away".

1. Ballaststoffe sind überflüssiger Ballast.
Falsch! Ballaststoffe sind unverdauliche Pflanzenfasern, die gut sättigen und für eine schnellere Passage der Nahrung durch den Darm sorgen. Ein täglicher Konsum von mehr als 30 g Ballaststoffen normalisiert die Darmtätigkeit und regelt die Verdauung. Ballaststoffe sind vor allem in Vollkornprodukten und Gemüse enthalten. Die 30 g-Grenze ist nicht einfach zu erreichen, z.B. müßten sieben Scheiben Vollkornbrot gegessen werden. Aber mit einer fettnormalisierten, kohlenhydratreichen Ernährung, wie in der PfundsKur, kann man an die 30 g herankommen. Menschen mit schlechter Verdauung sollten ihre Ballaststoffaufnahme allmählich steigern. Wer konzentrierte Ballaststoffe (z.B. Kleie) einnimmt, muß dazu sehr viel trinken!

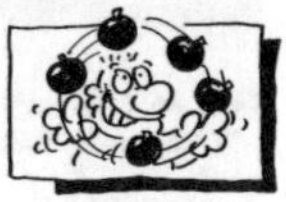

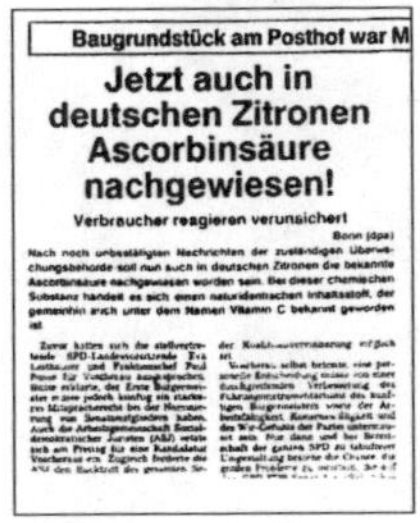

Baugrundstück am Posthof war M

Jetzt auch in deutschen Zitronen Ascorbinsäure nachgewiesen!

Verbraucher reagieren verunsichert

Bonn (dpa)

Nach noch unbestätigten Nachrichten der zuständigen Überwachungsbehörde soll nun auch in deutschen Zitronen die bekannte Ascorbinsäure nachgewiesen worden sein. Bei dieser chemischen Substanz handelt es sich einen naturidentischen Inhaltsstoff, der gemeinhin auch unter dem Namen Vitamin C bekannt geworden ist.

[illegible]

2. Hungern macht schlank.

Falsch! Hungern macht nur dünn, denn wer sich das Fett abhungern will und z.B. nur noch die Hälfte ißt (FdH), schwemmt Wasser aus und baut zunächst Muskeln ab. Natürlich wird auch Fett eingeschmolzen, aber nur zu einem geringeren Teil. Hunger hält keiner lange aus. Wird dann wieder etwas mehr gegessen, baut sich das Muskelgewebe wieder auf, Wasser wird eingelagert. Das Gewicht steigt wieder an. Das nennt man den Jo-Jo-Effekt, der durch Hungerkuren gefördert wird.

3. Fleisch ist ein Stück Lebenskraft.

Falsch, auch wenn das in der Werbung immer wieder behauptet wird. Fleisch und Fleischwaren sind wertvolle Lebensmittel, die zu einer vollwertigen Ernährung einen guten Nährstoffbeitrag leisten, insbesondere das für den menschlichen Körper gut aufnehmbare Eisen. Aber das heißt nicht, daß Fleisch ein so einzigartiges Lebensmittel ist, daß es durch andere Lebensmittel nicht ersetzbar wäre. Schließlich bekommen auch Vegetarier ihre Nährstoffe in ausreichender Menge. Gerade Wurstwaren enthalten verhältnismäßig wenig Nährstoffe – bezogen auf die Fettkalorien. Gegen einen mäßigen Fleischkonsum gibt es aus ernährungsphysiologischer Sicht nichts einzuwenden.

4. Diäten machen schlank.

Falsch! Die sogenannten Schlankheitsdiäten sind meistens radikale Crash- oder Hungerdiäten mit einseitiger Lebensmittelauswahl (Reisdiät, Steakdiät) oder einseitig betonter Nährstoffrelation (eiweiß- oder fettreich). Sie funktionieren alle nach dem gleichen Prinzip: Sie reduzieren die Kalorienaufnahme. Damit wird Wasser ausgeschwemmt und auch körpereigenes Eiweiß abgebaut. Auf der Waage ist ein Gewichtsverlust zu beobachten, der aber nur in einem geringen Ausmaß auf ein Einschmelzen von Körperfett zurückgeht. Durch die Einseitigkeit der Diäten werden sie relativ rasch abgebrochen, zumal auch die geringen Mengen nicht richtig sättigen.

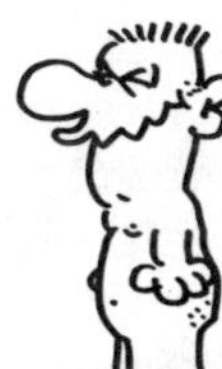

So glauben viele Menschen, daß die Diäten eigentlich wirken, sie aber selbst Schuld seien, weil sie die Diät abgebrochen haben. Folglich sucht man nach einer neuen Diät, mit der man länger durchhalten kann. Ein Teufelskreis. Darum ist die PfundsKur auch keine Diät, sondern ein Ernährungskonzept für moderne Menschen.

5. Zucker macht dick.

Falsch! Zucker zählt zu den Kohlenhydraten, ist sozusagen „Kohlenhydrat pur". Unter üblichen Verzehrbedingungen wandelt der menschliche Organismus Kohlenhydrate nicht in Körperfett um, sondern er verbrennt sie. Erst wer über Tage jeden Tag mehr als 500 g Kohlenhydrate konsumiert (z.B. 500 g Zucker), wird durch Kohlenhydrate zunehmen, weil solche Mengen dann auch in Fett umgewandelt werden. Aber Achtung! Wenn Kohlenhydrate verbrannt, also zur Gewinnung von Energie genutzt werden, findet keine Fettverbrennung statt. Wer also viel Kohlenhydrate und viel Fett ißt, wird zunehmen. Weil dann das zur Energieabgabe nicht gebrauchte Fett in die Fettzellen eingeschleust wird.

6. Milch ist nur für Kälber gut.

Falsch! Eine moderne Irreführung, die von Bestsellerautoren in die Welt gesetzt wurde. Ihre Begründung, daß Asiaten auch keine Milch trinken und dennoch keine Osteoporose entwickeln, ist zunächst richtig, aber als Begründung falsch. Asiaten vertragen keine Milch (sie können Milchzucker nicht verdauen), aber durch die starke Sonneneinstrahlung bilden sie viel Vitamin D in der Haut. Damit schließen sie das Kalzium im Blattgemüse auf, von dem sie viel essen. Menschen im dunklen Europa vertragen Milch (das hat die Evolution so eingerichtet). Sie brauchen das Kalzium aus Milch und Milchprodukten, weil sie weniger Vitamin D zur Verfügung haben und weniger Blattgemüse essen. Für Europäer sind Milch und Milchprodukte ein Muß, um der Osteoporose vorzubeugen. Vor allem im Kindes- und Jugendalter ist eine ausreichende Kalziumversorgung unverzichtbar, um eine

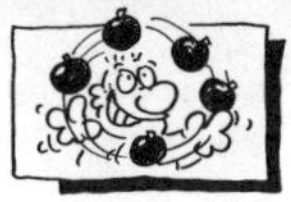

hohe Knochendichte anzulegen. So gesehen ist Osteoporose eine Kinderkrankheit, auch wenn sie sich erst in der zweiten Lebenshälfte bemerkbar macht.

7. Kalorie ist Kalorie.

Richtig, für Physiker, denn die Kalorie ist eine Maßeinheit für Energie; falsch für essende Menschen! Der menschliche Körper reagiert auf Fettkalorien anders als auf Eiweiß-, Alkohol- oder Kohlenhydratkalorien. Die Energie aus diesen vier unterschiedlichen Quellen wird nach einer Rangreihe verbrannt. Erst verbraucht der Körper Alkoholkalorien, dann verbrennt er Kohlenhydratkalorien, dann Eiweißkalorien und erst dann, wenn immer noch Energie benötigt wird, kommen die Fettkalorien an die Reihe. Alkohol und Kohlenhydrate sind also eher Brennstoff, der zum Leben verbraucht wird, während Fett die Reserveenergie ist, die für Notzeiten gespeichert wird. Eiweiß wird zum Aufbau der Zellen benötigt und nicht so sehr als Brennstoff. Das Märchen von „Kalorie ist gleich Kalorie" glauben die PfundsKur-Teilnehmerinnen und -Teilnehmer schon lange nicht mehr.

8. Vitaminpillen sind absolut notwendig.

Falsch! Eine abwechslungsreiche Kost mit frischem Gemüse und Obst, dazu Milch- und Getreideprodukte liefert alle notwendigen Nährstoffe, die der Mensch für seine Gesundheit benötigt. Allein eine Orange hat soviel Ascorbinsäure, daß der gesamte Tagesbedarf an Vitamin C bereits gedeckt ist. Vitamine in Pillenform oder Mineralstoffe aus Kapseln sind eigentlich überflüssig. Wer aber ganz „auf Nummer sicher" gehen will, kann natürlich Multivitaminpräparate einnehmen. Aber neben den Vitaminen und Mineralstoffen liefern Pflanzen noch eine unbekannte Fülle an besonderen Wirkstoffen, die es in Pillenform (noch) nicht gibt. Bekannt wurde das Französische Paradoxon: die Einwohner um Bordeaux essen üppig und trinken viel Rotwein. Dennoch haben sie weniger Herzinfarkte. Verschiedene Wirkstoffe im Rotwein werden als Schutzfaktoren angesehen. Letzte Beweise

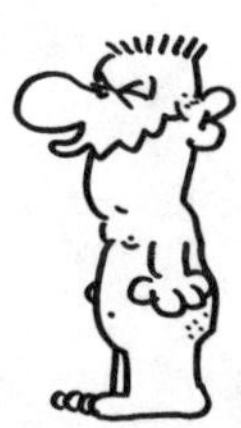

fehlen indes noch. Aber auch den Tomatenfarbstoff, Lykopin, und den Carotinoiden der Möhren werden positive Eigenschaften zugesprochen (siehe Seite 156 ff.). Das alles fehlt in Vitaminpillen.

9. Morgens essen wie ein Kaiser.

Falsch, das war einmal, als die Menschen ein opulentes Frühstück dringend brauchten, um bei schwerer Feldarbeit am Vormittag genügend Energie zu haben. Für Schreibtischmenschen reicht ein angemessen kleines Frühstück, das durch eine Zwischenmahlzeit aus Obst am Vormittag ergänzt werden sollte. Was den Mahlzeitenumfang angeht, so kann sich jeder nach seinem Rhythmus richten. Manche mögen es morgens eher kräftig, andere essen lieber abends etwas mehr. Was zählt, das sind die Fettaugen des ganzen Tages, egal, ob morgens oder abends verzehrt.

10. Hausgemacht ist immer gesünder.

Falsch! Doch gegen dieses Vorurteil ist nicht anzukommen. Die Lebensmittelindustrie stellt ihre Produkte unter exakt kontrollierten Bedingungen her, die am eigenen Herd in dieser Qualität kaum einzuhalten sind. So ist ein frisch geernteter Spinat, der professionell schockgefrostet wird, nährstoffreicher als der welke Frischspinat, den man gegen 13 Uhr kurz vor Marktschluß noch ergattert. Es kommt allerdings auf die Produkte und die Art der Konservierung an.

Knackig gegarte Erbsen sind besser als die blaßgrüne Ware aus der Konservendose. Industriell hergestellte Lebensmittel (z.B. Frühstücksflocken für Kinder) sind oft mit Vitaminen angereichert. Auch das kann ein Vorteil sein. Nichts gegen eine gute Küche! Aber auch am eigenen Herd kann man die besten Zutaten durch falsche Behandlung und lange Garzeiten ruinieren.

11. Schnaps fördert die Verdauung.

Falsch! Es gibt zwar das kurze Gefühl der Erleichterung, weil der volle Magen eher geleert wird, aber unter dem Strich beschwert der Verdauungsschnaps die Figur. Solan-

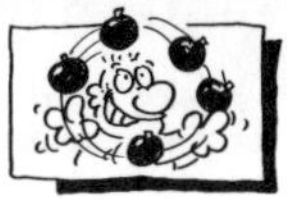

ge Alkohol als Energiequelle im Körper fließt, stoppt die Fettverbrennung. Das fette Essen vor dem Schnaps wird also nicht verbrannt, weil hochprozentige Energie nachgefüllt wurde, so daß die Fettkalorien aus dem Essen sofort in die Fettzellen gelangen.

12. Spinat ist ein gigantischer Eisenlieferant.
Falsch! Angeblich enthalten 100 g Spinat 32 mg Eisen. Welch ein Wunder, denn dann wären alle Menschen komplett durch eine Miniportion von 40 g Spinat mit Eisen versorgt. Dabei zauberte ein Tippfehler im vergangenen Jahrhundert das Eisen in den Spinat: 3,2 mg wurden diktiert, doch die Sekretärin vergaß das Komma. Generationen von Kindern quälten sich mit dem angeblich eisenreichen Spinat, die Amerikaner legten Spinatplantagen an und setzen Mr. Popeye ein Denkmal. Wie ein fehlendes Komma die Welt verändern kann.

13. Trennkost ist menschlichere Ernährung.
Falsch! Die Trennkost schreibt vor, eiweiß- und kohlenhydrathaltige Lebensmittel getrennt zu essen, weil der Mensch diese beiden Nährstoffe nicht zusammen verdauen kann. Es komme zu Fäulnis und Übersäuerung. Die Trennkost sei die für den Menschen bessere Ernährung. Dafür gibt es keine wissenschaftliche Basis, denn den Säure-Basen-Haushalt reguliert der gesunde Körper perfekt. Muttermilch bietet den Säuglingen auch Kohlenhydrate und Eiweiß zusammen an.

Millionen Menschen auf der Welt ernähren sich ausschließlich von Getreide, das ebenfalls sowohl Kohlenhydrate als auch Eiweiß enthält. Menschen vertragen diese Mischung also sehr gut. Der Trick der Trennkost: Wer nach Vorschrift trennt, ernährt sich automatisch fettarm und kohlenhydratreich. Das hat die positive Wirkung auf das Gewicht, die viele Anhänger der Trennkost bei sich feststellen. Wer jedoch die gleichen Nahrungsmittel ißt, ohne sie zu trennen, wird genauso an Gewicht abnehmen. Aber offenbar übt die Magie des Trennens auf viele Menschen ihren Reiz aus.

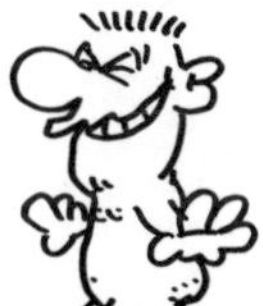

14. Heilfasten ist der Königsweg zum Abnehmen.
Falsch! Was unterscheidet das Heilfasten von der Null-Diät. Und was unterscheidet die Null-Diät von einer Hungersnot? Nichts, außer daß Null-Diät und Heilfasten freiwillig durchgeführt werden. Der Körper leidet unter totalem Energiemangel, er versucht, das Überleben zu sichern, so gut es eben geht. Er schraubt den Energieverbrauch herunter (Verlangsamung der Herzfrequenz, Ausbleiben der Monatsregel, Absenken der Temperatur, etc.). Er geht an die Eiweißbestände in den Muskeln (riskant: Herzmuskel). Da der Organismus durch viele Hungersnöte vergangener Jahrhunderte ein biologisches Trainingsprogramm entwickelt hat, überleben wir heute eine Null-Diät oder Heilfasten in den meisten Fällen ohne erhebliche Gesundheitsschäden. Aber sobald wieder Nahrung auf dem Teller liegt, beendet der Körper sein Notprogramm und schraubt alles wieder hoch. Und damit steigt auch das Gewicht.

15. Wir essen eine Speise, weil wir sie mögen.
Falsch! Wir mögen eine Speise, weil wir sie essen. Geschmacksvorlieben entwickeln sich erst durch die Erfahrung mit dem Essen. Auf der Welt lernen alle Babies, die Speisen zu mögen, die in ihrer jeweiligen Kultur angeboten werden. Sie haben keine angeborene Vorliebe für bestimmte Speisen. Mit einer Ausnahme: Die Vorliebe für süß gilt als erblich verankert. Geschmacksvorlieben können allmählich etwas umtrainiert werden. An etwas weniger Salz oder weniger Fett gewöhnt ein Mensch sich. Allerdings können Erwachsene ihren Geschmack meist nicht mehr grundsätzlich ändern. Europäer hätten Probleme, wenn sie Hunde und Ratten essen sollten. Aber Menschen aus anderen Kulturkreisen hätten durchaus ernste Probleme mit unserer deutschen Kost.

16. Fünf kleine Mahlzeiten am Tag sind besser.
Falsch! Viele Menschen, insbesondere Menschen mit Übergewicht, haben oft Probleme mit dem „Stop-Signal“, denn bei ihnen stellt sich Sättigung nicht zur rech-

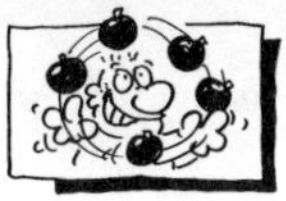

ten Zeit ein. Darum ist es schwierig für sie, eine Mahlzeit zu beenden. Besser gelingt es ihnen, mit dem Essen überhaupt nicht erst anzufangen, da sie das „Start-Signal" besser unter Kontrolle haben. Bei fünf Mahlzeiten besteht dann fünfmal die Schwierigkeit, das Essen zu beenden. So werden unter der Hand aus fünf kleinen Mahlzeiten fünf große.

17. Gentechnische Lebensmittel sind ungesund.
Falsch! Die Gentechnik zielt u.a. darauf ab, bestimmte Eigenschaften von Lebensmittel zu verändern. Das kann die Haltbarkeit betreffen, wie bei der berühmten Anti-Matsch-Tomate, aber auch ernährungsphysiologische Eigenschaften. So ist es gelungen, eine Reissorte gentechnisch so zu verändern, daß jene Asiaten, die auf Reis allergisch reagieren, den neuen Reis essen können. Wenn man es genau nimmt, dann sind alle unsere gewohnten Nahrungsmittel genetisch verändert, denn weder der Apfel, noch die Birne oder die Kartoffel, die wir heute kennen, entsprechen der natürlichen Wildform. Durch Züchtung wurden nahezu alle Lebensmittel genetisch so verändert, daß der Nutzen für den Menschen höher wird. Auch das Schwein oder das Rind, die heute Fleisch liefern, haben ursprünglich völlig anders ausgesehen. Bei Züchtung wie bei Gentechnik können natürlich Pannen passieren. Darum sind strenge Kontrollen wichtig.

18. Früher war die Ernährung besser.
Falsch! Noch die Generation der heutigen Großväter und -mütter hat Lebensmittelvergiftungen selbst oder im engen Verwandtenkreis miterleben müssen. Essen war nicht nur aus hygienischer Sicht ein Problem. Auch über Mangelzustände wird berichtet. Das Essen war wenig abwechslungsreich, allein schon deshalb, weil das Angebot knapp und teuer war. Fleisch gab es nur am Sonntag, üppiges Essen nur an Festtagen. Besser war das Essen somit früher nicht. Allerdings: Knappe Kost auf Pflanzenbasis ist tatsächlich der Gesundheit zuträglicher

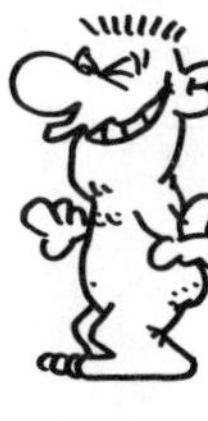

als die fette Kost, die heute auf den Tischen steht. Doch nicht das Angebot ist ungesund, sondern die von den Menschen getroffene Auswahl. Lebensmittel dürfen nicht einmal ungesund sein, denn nach § 8 Absatz 2 des deutschen Lebensmittelgesetzes ist es „verboten, Stoffe, deren Verzehr geeignet ist, die Gesundheit zu schädigen, als Lebensmittel in den Verkehr zu bringen".

19. Man muß den Körper entschlacken.
Falsch! Wo sollen die Schlacken im Körper deponiert sein? Täglich werden Stoffe, die der Organismus nicht verwerten kann, mit Urin und Stuhl ausgeschieden. Eine Deponie für Schadstoffe im Körper gibt es nicht. Fettlösliche Schadstoffe, die in den Körper gelangen, werden im Fettgewebe zwar gelagert, doch wenn jemand sie durch Heilfasten entschlacken will, dann werden die in der Fettdeponie gebundenen Stoffe durch die Gewichtsabnahme wieder aktiviert und gelangen erst recht in den Kreislauf. Darum sollten Schwangere und Stillende auch nicht abnehmen. Der Mensch ist eben nicht so konstruiert wie ein Hochofen, bei dem in der Tat durch den Verbrennungsprozeß Schlacken anfallen.

20. An apple a day keeps the doctor away.
Falsch! Der tägliche Apfel ist natürlich keine Garantie, niemals krank zu werden. Aber trotzdem trifft diese altenglische Weisheit einen wahren Kern, der erst in den vergangenen Jahren von der Ernährungswissenschaft entdeckt wurde. Es sind die sogenannten sekundären Pflanzenstoffe, deren Bedeutung die Ernährungsmedizin erst jetzt erkannte. Und weil die auch im Apfel sind, haben die Engländer recht. Darum stelle ich Ihnen jetzt die neuen Informationen zu den wundersamen Wirkstoffen kurz zusammen.

Abwehrstoffe mit Heilwirkung

Die neuen Lieblingskinder der Ernährungswissenschaftler heißen sekundäre Pflanzenstoffe. Die primären Pflanzenstoffe, also jene, die am Energiestoffwechsel und am

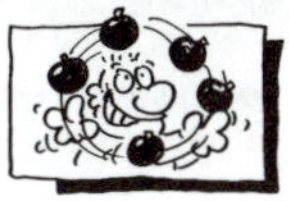

Aufbau der Pflanzenzelle beteiligt sind, kennen Sie bereits: Kohlenhydrate, Eiweiße und Fette. Sekundär, also in zweiter Linie wichtig für die Pflanze, sind weitere Wirkstoffe, die z.B. als Abwehrstoffe gegen Pflanzenschädlinge dienen, als Wachstumsregulatoren fungieren oder die schädliche Wirkung der ultravioletten Strahlung mindern. Auch gehören solche Stoffe dazu, die der Pflanze und ihren Früchten die Farbe geben. Das sind – chemisch betrachtet – höchst unterschiedliche Stoffe, die zudem nur in winzigen Mengen vorkommen. Aber sie können im menschlichen Organismus tolle Wirkungen entfalten: Sie können wie Medikamente wirken. Die Pharmaindustrie erforscht daher auch diese Wirkstoffe, um so neue Arzneimittel zu entwickeln.

Unvorstellbar groß ist die Anzahl dieser Stoffe; 30.000 sekundäre Pflanzenstoffe sind bisher bekannt. Man spekuliert, daß es 400.000 sein können. Mit einer normalen Kost nimmt ein Bundesbürger so um die 1,5 g dieser Stoffe auf. Klar, Vegetarier, die sich auf Pflanzenkost spezialisiert haben, konsumieren deutlich mehr davon. Das Spannende an diesen Stoffen ist, daß sie positive, natürlich aber auch negative Wirkungen haben können. Hier muß noch viel geforscht werden.

Knoblauch enthält sekundäre Pflanzenstoffe

Bleiben wir bei den positiven Wirkungen: Nahezu alle sekundären Pflanzenstoffe, wie Carotinoide, Phytosterine, Polyphenole, Phytoöstrogene oder Sulfide, entwickeln eine gewisse Schutzfunktion gegen Krebs. Viele wirken entzündungshemmend oder stärken das Immunsystem. Andere sind blutdruckregulierend oder senken das Cholesterin, verdünnen das Blut oder fangen freie Radikale ab, die die Zellen zerstören. Der Stoff Alliin steckt z.B. im Knoblauch, zählt zu den Sulfiden, und gilt – was die gerade beschriebenen Wirkungen angeht – so ziemlich als Alleskönner. Pro Kilogramm enthält Knoblauch 4 g Alliin. Doch wer ißt schon 1 kg Knoblauch? Aber wünschen würden wir uns alle, durch das tägliche Essen die tollen Wirkungen der sekundären Pflanzenstoffe zu nutzen.

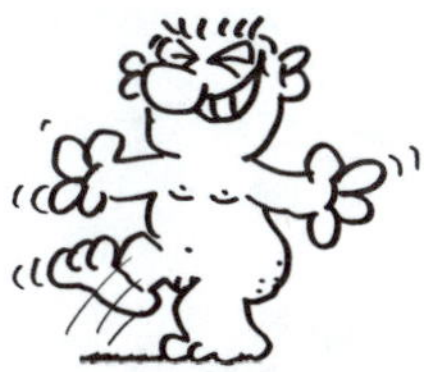

Von bestimmten Vitaminen und Spurenlementen geht auch eine gezielt positive Wirkung hinsichtlich Krebs und Herz-Kreislauf-Erkrankungen aus. Dazu zählen: Vitamin C, Vitamin E, Beta-Karotin als Vorstufe von Vitamin A und Selen. Der Wirkungsmechanismus dieser Stoffe ist inzwischen recht gut erforscht, aber etwas kompliziert zu erklären. Nehmen wir daher einen Apfel und schneiden ihn durch. Jeder weiß, was nun geschieht: An der Schnittstelle färbt sich der Apfel unter dem Einfluß von Sauerstoff braun. Er oxidiert, sagen Ernährungsexperten. Man kann aber auch davon sprechen, daß der Apfel rostet. Hätten wir die Schnittstellen mit Zitronensaft beträufelt, dann hätte er keinen Rost angesetzt. Das liegt am Vitamin C im Zitronensaft, der wie ein Rostschutzmittel wirkt.

Rostschutzmittel für den Menschen

Und ähnliches läuft im Körper ab. Sauerstoff ist zwar ein wahrlich unentbehrlicher Stoff zum Leben, hat aber die unangenehme Eigenschaft, zwangsläufig „freie Radikale“ zu bilden. Diese Wüstlinge attackieren die Zellen und zerstören die Struktur. Das kann der Anfang einer Krebsentwicklung sein. Genau hier setzen die „Anti-Oxidantien“ („Rostschutzmittel“) an. Sie bieten den radikalen Elementen Paroli und entfalten so ihre Schutzwirkung. Darum also sind Vitamin C, Vitamin E, Beta-Karotin und Selen so ein wichtiger Gesundheitsschutz.

Ganz sicher ist: Mehr Gemüse und mehr Obst sind von Vorteil für die Gesundheit.

Einen Haken hat die ganze Geschichte noch: Keiner kennt die exakte Dosis der einzelnen Wirkstoffe, die man essen müßte, um sich vor Krankheiten zu schützen. Die Wissenschaftler haben bisher lediglich herausgefunden, daß Menschen, die wirklich viel Gemüse und Obst essen, im Durchschnitt ein um 50 Prozent niedrigeres Risiko für Krebserkrankungen haben, wenn man diese mit Gemüse- und Obstmuffeln vergleicht. Festgestellt wurde auch, daß Gemüse- und Obstfreaks weniger häufig an Herz-Kreislauf-Erkrankungen leiden. Soweit also ist die Forschung schon. Weit genug, um die Erkenntnisse in Tips für die Bevölkerung umzusetzen.

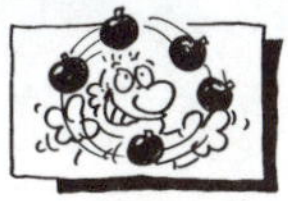

Bereits 1982 wies der nationale Forschungsrat in den USA auf die krebsverhütende Wirkung bestimmter Gemüsearten hin. Wenige Jahre später, aufgrund neuerer Forschungsarbeiten, formulierte die amerikanische Krebsgesellschaft einen eingängigen Slogan: Take five a day! Fünf am Tag! Das ist der Schlüssel für mehr Gesundheit und mehr Lebensqualität auf Dauer.

Fünf am Tag? Obst und Gemüse, gegessen oder als Säfte getrunken. Fünf Portionen am Tag, damit möglichst viel und unterschiedliche sekundäre Pflanzenstoffe aufgenommen werden. Je bunter, je besser, denn auch die Farbstoffe, jene Carotinoide, dürfen nicht fehlen. Rot, gelb oder grün, und davon täglich fünf. Diese Empfehlung hat in den USA durch große öffentliche Kampagnen inzwischen jeder Amerikaner mehrfach gehört. Auch die Deutsche Gesellschaft für Ernährung hält die Aufforderung für nachahmenswert. Die PfundsKur 2000 ist davon so begeistert, daß Sie sofort eingeladen werden, aktiv mitzumachen, wenn es ab morgen heißt: Nimm fünf am Tag!

Alles, was bunt ist, zählt. Spinat, Möhren, Paprika, Kohl und Obst in allen Variationen, auch frisch gepreßt. Gemüse kurz und „mit Biß" garen. Sie zählen nur bis fünf und sind doppelt und dreifach auf der richtigen Fährte. Denn: Diese fünf Portionen, egal was sie wählen, haben keine Fettaugen. Dafür liefern sie aber zusätzlich Ballaststoffe und Vitamine. Vitamine, die schmecken.

Überprüfen Sie Ihr Eßverhalten:

- Wie essen Sie Vitamin C?
  Es ist enthalten in Zitrusfrüchten, Obst, Gemüse mit Spitzenreiter Paprika.
- Wie essen Sie Vitamin E?
  Dieses fettlösliche Vitamin ist in Sonnenblumenöl und anderen Keimölen, in Margarine, aber auch in Nüssen enthalten. Als einziges Vitamin ist Vitamin E an Fettaugen gekoppelt.
- Wie essen Sie Beta-Karotin?
  Alles was gelbgrün bis rotgelb aussieht wie Möhren, aber auch Blattspinat und anderes Gemüse sowie Obst enthält Beta-Karotin. Ein klein wenig Fett fördert die Aufnahme in den Körper.
  Aber wirklich: Nur ein Tröpfchen Öl in den Möhrensalat träufeln.
- Wie essen Sie Selen?
  Es kommt in Fleisch, Meerestieren, Getreideprodukten vor.

Quintessenz: Alles spricht für eine Ernährung mit Obst, Gemüse, Getreide und etwas Fleisch. Nicht zu vergessen: Ihre Knochen lechzen nach Kalzium. Bereichern Sie deshalb Ihren Speiseplan täglich mit einer Portion aus dem weißen Regal des Supermarkts (Milch und Milchprodukte enthalten Kalzium).

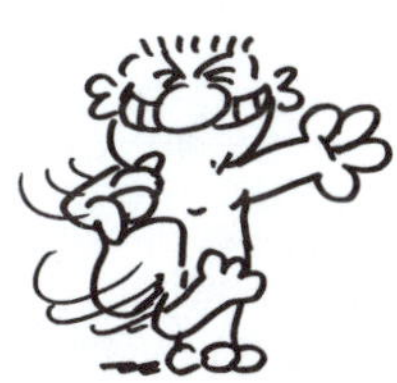

Die Trainingsaufgabe der achten Woche

Zählen Sie täglich bis fünf!

Jetzt ist Ihre PfundsKur so richtig rund. Sie haben schon sechs Wochen trainiert, weniger Fett zu essen und Ihre Angst vor den „Dickmachern" Kohlenhydraten zu verlieren. Ihr Erfolg auf der Waage hat Sie bestätigt. Und jetzt geben Sie Ihrer Ernährung noch den letzten Schliff mit dem neuen PfundsKur-Tip: Nimm fünf am Tag!

Nimm fünf am Tag! Zwei Beispiele:

- Ein Glas frisch gepreßter Orangensaft zum Frühstück, ein Apfel am Vormittag, eine Portion Blattspinat zum Mittagessen, ein Apfel am Nachmittag und abends ein gut belegtes Tomatenbrot,

oder

- Apfelmüsli zum Frühstück; eine Orange in der Frühstückspause; Paprikagulasch zum Mittagessen, und einen frischen Obstsalat zum Nachtisch; Gurkensalat zum Abendessen.

Zum Training bietet sich der Deutschen liebstes Obst an: der Apfel. Paßt gut in die Tasche, schmeckt, ist überall zu bekommen. Keine Fettaugen, nur Kohlenhydrate, Vitamin C und sekundäre Pflanzenstoffe. Wie gesagt: „An apple a day keeps the doctor away". Aber das gilt nicht nur für den Apfel. Vielleicht genießen Sie Ihr Viertele Roten jetzt auch mit einer anderen Einstellung. Dennoch, liebe Leserin und lieber Leser, das Viertele Roten dürfen wir leider noch nicht mitzählen, wenn es heißt: Nimm fünf am Tag. Hoffen wir auf die Forschung, die die sekundären Pflanzenstoffe im Trollinger oder Lemberger noch genauer untersuchen wird.

Zur Vorbereitung der nächsten Woche

- Haben Sie weiterhin Ihre Fettaugen im Blick: Zielvorgabe überprüfen und eventuell neu festlegen. Sind Sie schon bei etwa 20 Fettaugen am Tag angekommen? Dann hätten Sie, was das Fett angeht, Ihr PfundsKur-Ziel schon erreicht.
- Glotzaugen – welch unangenehmes Wort – sind selten geworden in Ihrem Leben? Wenn Sie inzwischen sechs Glotzaugen pro Woche losgeworden sind, dann haben Sie in dieser Disziplin Ihr PfundsKur-Ziel er-

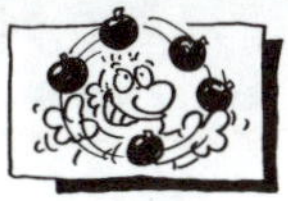

reicht. Sonst heißt es: Weiter angehen gegen die Immobilität. Verbringen Sie weniger Zeit vor dem Fernseher und mehr auf dem Fahrrad, im Schwimmbad oder bei einem Waldspaziergang.

- Ihre Lustbilanz bei sportlichen Aktivitäten müßte inzwischen etwas positiv getönt sein. Durchhalten ist das einzige, was wirklich hilft. Wenn Sie über den Berg sind, geht es bergab mit der Pflicht, und die Kür wartet.
- Neu: Nimm fünf am Tag! Probieren Sie es aus. Und wieder gilt unser PfundsKur-Prinzip: flexibel sein, fair bleiben. Fünf am Tag heißt 35 in der Woche. Was Montag nicht gelingt, kann am Dienstag nachträglich gegessen werden. Auch bei „Nimm fünf am Tag" sind Guthaben und Kredite nicht ausgeschlossen. Nochmals der Tip: Essen Sie ein paar Äpfel in der nächsten Woche, das erleichtert den Einstieg.
- Wenn Sie Lust haben, dann tragen Sie doch wieder Ihr Gewicht in die Tabelle auf Seite 185 ein. Wie fühlen Sie sich. Erleichtert? Dann schreiben Sie auch Ihr „gefühltes Gewicht" in die Spalte daneben. Bis zur nächsten Woche!

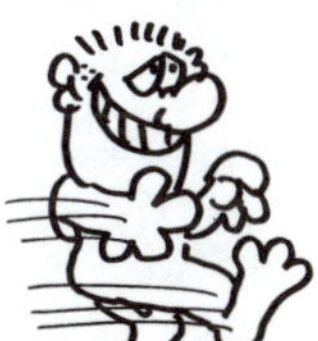

Gelassenheit als Weg ins Glück

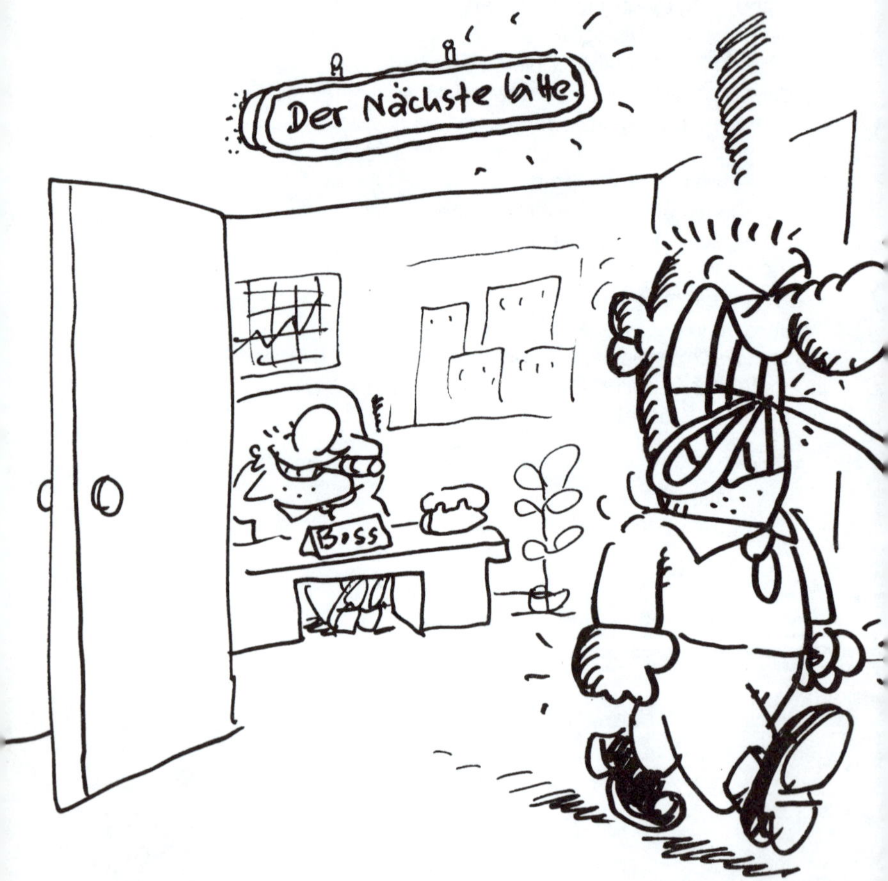

Jetzt wird dem Ärger der Kampf angesagt. Ein kleines Mißgeschick, ein Wort vom Chef, eine verpaßte Parklücke, und schon gibt der Mensch seinem Gehirn den Befehl: „Los, aufregen!" Das innere Programm, das immer neuen Streß produziert, können wir umprogrammieren. Für mehr Gelassenheit und Lebensfreude. Denn schließlich verspricht die PfundsKur „mehr Lust auf Leben".

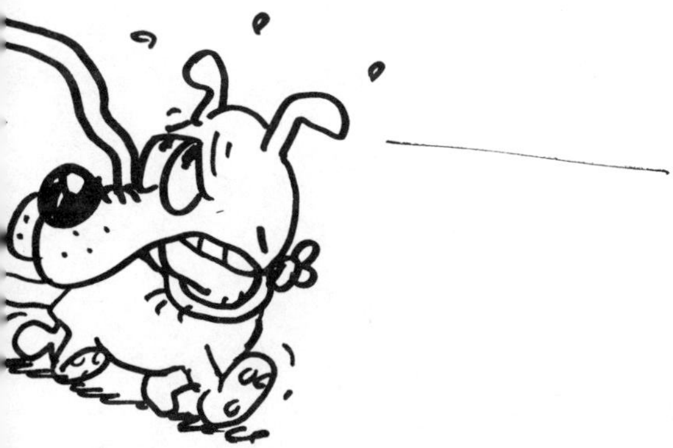

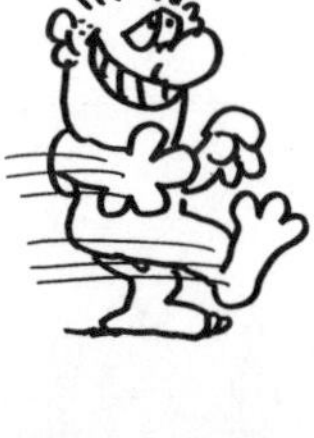

Dichtung oder Wahrheit?

Urteilen Sie selbst!

Es wird immer schlimmer

Die Menschen in den Industrienationen überrollt eine gewaltige Flutwelle: Sie ersticken in verunreinigter Luft, ertrinken in Alkohol, schwemmen auf durch Fast Food, ruinieren ihren Stoffwechsel durch absolute Bewegungsarmut, zappen sich von Videoimpression zu TV-Impression, werden unterdrückt durch immer mehr Streß und Hektik, rufen nach dem Sinn des Lebens und schlucken verzweifelt eine Lifestyle-Pille nach der anderen, um Stimmung, Haare, Gewicht, Potenz und vielerlei mehr zu richten. Das Gesundheitssystem kollabiert. Beim Bezahlen ist jeder allein. Die Solidargemeinschaft ist dahin. Aussichten für das kommende Jahrtausend: düster. Der Wohlstand hat sich zum kompletten Mißstand gewandelt. Alles wird nur noch schlimmer.

☐ **Ja, das stimmt. Es ist zwar etwas übertrieben, aber der Kern ist richtig.**

☐ **Nein, das ist nicht meine Sichtweise. Das ist üble Schwarzmalerei. Die Wirklichkeit ist besser als ihr Ruf.**

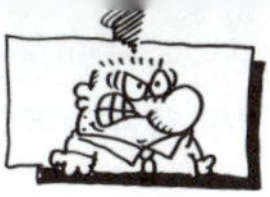

Nahrung aus dem Labor

Die Lebenserwartung steigt. 100 Jahre sind im nächsten Jahrtausend zu erwarten. Wissenschaft, Landwirtschaft und Gentechnik entwickeln immer bessere Nahrung. Designer Food, Functional Food und Nutraceuticals besetzen die Lücke zwischen herkömmlicher Nahrung und Medikamenten. Der Hunger in der Welt wird besiegt. Impfstoffe gegen bisher tödliche Krankheiten wie Malaria werden durch die Gentechnik in Bananen produziert: Impfschutz, der schmeckt. Die neue Nahrung stärkt die Gesundheit und schützt vor Krankheiten. Übergewichtige Menschen essen sich an negativen Kalorien satt und verschlanken. In den Haushalten gibt es keine Küche mehr. System-Gastronomie, Pizza-Flitzer und Großküchen sowie die Ernährungsindustrie versorgen Millionen rund um die Uhr.

☐ **Die Vorstellung finde ich sehr sympathisch. Hoffentlich trifft alles so ein.**

☐ **Eine gräßliche Vision. Hoffentlich bleibt dies alles eine Fiktion.**

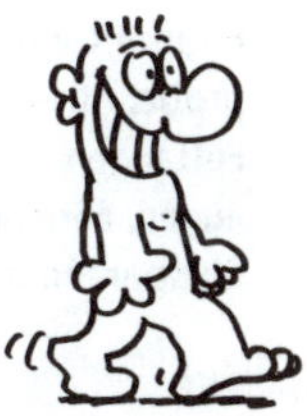

PfundsKur-Lektion 9:
Die Perspektiven der Ernährung

Das intensive PfundsKur-Training geht in die letzten beiden Wochen. Zeit, um über die Perspektiven nachzudenken. In der Tat, unsere Ernährung hat sich gewaltig verändert. Immer mehr Produkte werden am Reißbrett konzipiert. Da bietet der Handel eine große Fülle an „Convenience-Produkten", das sind die bequemen Speisen, die als Fertigprodukte gleich verzehrt werden können. Hinzu kommen gezielt zusammengesetzte Lebensmittel, wie z.B. die probiotischen Joghurts, die einen zusätzlichen, gesundheitlichen Vorteil versprechen. Weiterhin: Novel Food, also „neuartige Lebensmittel", die durch Veränderung der genetischen Struktur manche Vorteile bieten sollen. Die Fläche auf der Verpackung reicht schon lange nicht mehr aus, um alle Informationen unterzubringen. Die genauen Lebensmitteldaten besorgt sich der Verbraucher im Internet.

Diese Trends sind nicht umkehrbar. Wir werden mit ihnen leben, und wir werden, ob wir es wollen oder nicht, die Lebensmittel des kommenden Jahrtausends auch essen. Verstärkt wird der Trend zum Fertigprodukt und zum Essen außer Haus durch rapide abnehmende Kochkünste. Ich habe aufgrund einer Befragung der deutschen Hausfrauen und Hausmänner schon die Prognose gewagt, daß im Jahre 2030 in den Küchen keine Rindsroulade mehr geschmort wird, weil „das keiner mehr kann". Natürlich wird die Roulade weiterhin verzehrt werden, aber als Tiefkühlprodukt, fertig zubereitet, das nur noch kurz in der Mikrowelle erhitzt wird.

Aber trotz all dieser Entwicklungen werden wir Menschen weiterhin unseren Spaß am Essen haben. Das Genußerlebnis bei Tisch ist und bleibt eine grundlegende Quelle für Lebensqualität. Nur die Bedingungen werden sich ändern. So schwärmen Kids von dem kühlen Interieur der Kettenrestaurants, in denen sie ihren Hamburger verspeisen, während ihre Großeltern vom „Verfall der Eßkultur" sprechen und mit Eßgenuß einen stim-

Resümee:
Im PfundsKur-Test erfahren Sie, ob Sie ein Streßtyp sind. Oft entsteht der Streß durch eigene Gedanken. Positives Denken kann trainiert werden. Dann erledigt sich der Streß von vorne herein. Die vorletzte Woche der PfundsKur ist Ihre Generalprobe. Alles im Griff: Fettaugen, Glotzaugen, Eßgenuß und Entspannung?

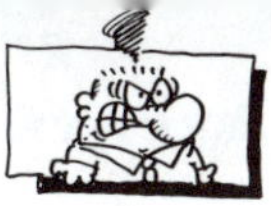

mungsvoll beleuchteten Tisch mit Tafelsilber verbinden. Sie selbst haben es in der Hand, sich Ihr eigenes Eßerlebnis zu gestalten. Nutzen Sie die Vielfalt des Angebots mit Bedacht. Pflegen Sie Ihre Kochkünste, denn der gefühlsmäßige Bezug zum Essen ist weitaus stärker, wenn man die eigenen Eßbedürfnisse in der Küche selbst verwirklichen kann. Die beiden Kochbücher zur PfundsKur sind eine ideale Anregung zur fettsparenden Küche.

Von Streß und Kummerspeck

Jetzt will ich noch ein Thema ansprechen, das bei vielen Menschen eine nachhaltige Wirkung auf das Eßverhalten hat: Streß. Jeder kennt Streß. Jeder hat schon Streß erlebt. In der Partnerbeziehung, in der Familie, in der Ausbildung, im Beruf. Streß kann auf den Magen schlagen, man wird appetitlos. Aber Streß kann auch zum Essen verführen. Was eigentlich ist Streß?

Einig ist man sich meist, daß Streß etwas Negatives ist. Streß bezeichnet eine Überbeanspruchung des persönlichen, seelischen oder körperlichen Leistungsvermögens. Aber: Langeweile ist auch Streß. Wenn wir blockiert sind, keine Aktivität entfalten können, geraten wir ebenfalls unter Streß. Streß bedeutet also sowohl zuwenig als auch zuviel Anforderung. Sie haben sicher auch schon die Erfahrung gemacht, daß „ein bißchen Streß" durchaus anregend und leistungsfördernd sein kann. Haben Sie nicht auch unter Druck schon einmal etwas besonders gut und schnell gemacht?

Menschen brauchen Streß, aber die Kunst des Lebens besteht darin, für sich die angenehme Dosis an Streß zu finden. Streß ist also grundsätzlich nichts Negatives, sondern Streß kurbelt an, gibt Schwung, aktiviert das Nervensystem. Reicht die Dosis an Streß nicht aus, geraten wir ebenso unter seelische Anspannung wie unter einer Überdosis Streß.

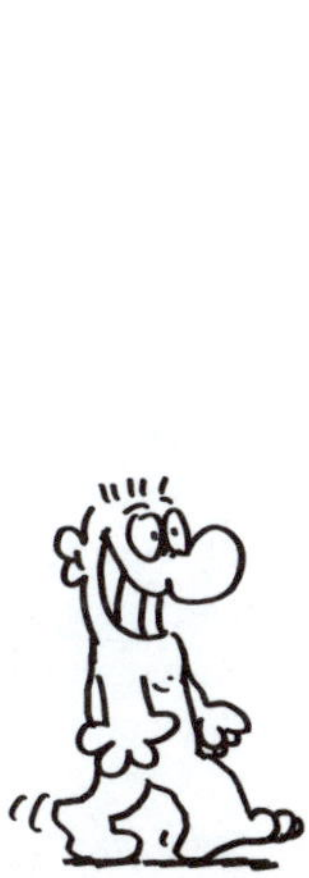

Jeder Mensch hat sein eigenes, individuelles Streßniveau, das ihn aktiviert, unter- oder überfordert. Der eine kommt erst richtig in Fahrt, wenn das Telefon andauernd klingelt. Manche Börsenmakler fühlen sich erst richtig wohl, wenn zehn Telefone auf einmal läuten. Andere Menschen fühlen sich genervt, wenn ihr Telefon zum zweiten Mal am Tag klingelt. Was für den einen Streß ist, ist für einen anderen gerade eine richtig dosierte Herausforderung.

Streß wirkt sich bei fast allen Menschen auch auf das Eßverhalten aus. Die Umgangssprache kennt den „Kummerspeck" und beschreibt damit die Appetitsteigerung als Antwort auf Streß, die für etwa 35 Prozent der Menschen typisch ist. Vor allem Frauen reagieren viel häufiger mit vermehrter Nahrungsaufnahme, wenn sie unter- oder überfordert werden. Die Ursachen sind bis heute nicht genau erforscht. Ich glaube, daß Streß die Fähigkeit vermindert, sich selbst gut unter Kontrolle zu halten. Darum bahnt sich der Hunger besonders bei den Frauen seinen Durchbruch, die sich aus Angst um die Figur ihre Kalorien immer knapp halten. Die Kontrolle gerät dann durch Streß ins Wanken. Das Eßbedürfnis siegt.

Streß schlägt auf den Magen

Streß kann aber auch „auf den Magen schlagen". Man regt sich auf, kommt unter Zeitdruck, weiß nicht mehr, was man zuerst machen soll: Man wird appetitlos, bekommt keinen Bissen hinunter. Diese Streßreaktion kann man auch bei wild lebenden Tieren beobachten. Wenn eine Antilope beim Anblick eines Löwen ans Fressen denkt, wäre dies ihr letzter Gedanke. Streß löst im Körper Alarm aus, Hormone werden freigesetzt, um schnell und kraftvoll reagieren zu können. Darum ergreift auch die Antilope die Flucht. Das ist eine Aktivierung, eine Anspannung, die darauf abzielt, den Streß wirkungsvoll zu bewältigen. Streß wird auf diese Weise biologisch sinnvoll „abgearbeitet". Die Spannung wird in Bewegung umgesetzt. Doch was machen wir Menschen? Wir fressen – wie der Volksmund treffend sagt – den Streß in uns hinein.

Essen führt zu einer gewissen Entspannung. Vielleicht ist Essen als Antwort auf Streß ein gelerntes Verhalten, um sich zu beruhigen, um zu entspannen, um Streß zu

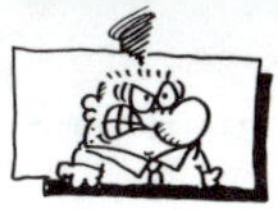

bewältigen. Doch aktiviert ein solches „Streßessen" sehr häufig das „schlechte Gewissen" und aktiviert so erneut Streß. Ein Teufelskreis wird in Gang gesetzt, der tatsächlich die Grundlage für den „Kummerspeck" bildet.

Streß und Streßquellen abbauen

Das Problem ist offenbar nicht so sehr, daß wir unter Streß geraten. Das eigentliche Problem ist, daß wir heute kaum noch Möglichkeiten haben, den Streß auf gesunde Weise abzureagieren. Streß führt zu Anspannung, die sich aufstaut, ohne daß man sich in eine Phase der Entspannung bringen kann. Man gerät unter Druck, der Körper verspannt sich in allen Muskelpartien, die Nervosität steigert sich, Kopfschmerzen stellen sich ein, aber es gibt kein Überdruckventil, das den Druck abläßt und zur Entspannung führt. Viele Streßforscher sehen die Gefahr darum auch nicht in dem Streß selbst, sondern in den mangelnden Möglichkeiten, den Streß angemessen abzubauen. Der Volksmund spricht auch davon, daß man den Streß in sich hineinfrißt. Das genau ist das Problem.

Es gibt nämlich eine Streßquelle, die wir in uns selbst sprudeln lassen. Mit unseren eigenen Gedanken können wir uns nämlich beträchtlich unter Streß setzen. Kennen Sie solche Gedanken, wie „Das kann ich nicht...", „Hätte ich doch nur...", „Ob das wohl alles gut geht...", „Andere können alles besser...", „Wenn ich doch nur eine andere Figur hätte...", „Warum mache ich mir nur immer soviel Gedanken..."? Solche negativen Gedanken aktivieren das Nervensystem, bauen Spannung auf, führen zu Streß.

Psychologen sprechen in solchen Fällen von „negativen Selbstreferenzen". Sie bezeichnen damit negative Gedanken, die man sich über sich selbst macht. Doch bevor wir über Möglichkeiten sprechen, wie man mit Streß besser umgeht, können Sie in einem kleinen Test überprüfen, ob Sie überhaupt ein Streßtyp sind. Kreuzen Sie auf den nächsten Seiten spontan die Antworten an, die für Sie und Ihr Verhalten in Streßsituationen typischerweise zutreffen.

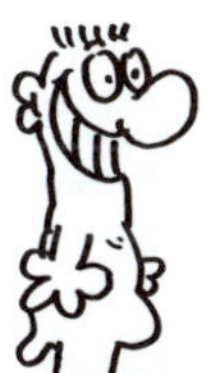

Streßtyptest Teil I		
Wenn ich zwangsläufig auf etwas warten muß, ...		
frage ich mich, warum das nicht schneller geht.	☐	2
beschäftige ich mich solange sinnvoll mit etwas anderem.	☐	1
Wenn ich für jemanden eine Aufgabe übernehmen soll, ...		
lehne ich auch schon mal ab.	☐	1
kann ich selten nein sagen.	☐	2
Wenn sich jemand arrogant verhält,...		
kann ich das nur bedauern.	☐	1
finde ich das sehr unangenehm.	☐	2
Wenn ich mich über etwas geärgert habe, ...		
denke ich noch oft darüber nach.	☐	2
versuche ich, die Sache zu klären.	☐	1
Wenn ich eine Situation als sehr unangenehm empfunden habe, ...		
hoffe ich hinterher, nie mehr in so etwas zu geraten.	☐	2
überlege ich, wie ich das nächste Mal damit umgehe.	☐	1
Wenn ich sehr starke Spannungen erlebt habe,...		
versuche ich, mit jemandem darüber zu reden.	☐	1
möchte ich am liebsten meine Ruhe haben.	☐	2
Bitte zählen Sie Ihre Punkte zusammen:		I_I_I

Die Auswertung Teil I

Haben Sie 6–8 Punkte? Dann sind Sie auf dem richtigen Weg. Sie gehen mit Streßsituationen richtig um. Versuchen Sie weiterhin, so aktiv an Probleme heranzugehen und ihren eigenen Standpunkt auch Ihren Mitmenschen zu vermitteln.

Haben Sie 9–12 Punkte? Sie können und sollten lernen, mit Streß anders umzugehen. Bei Ihnen überwiegen negative Gedanken, die Sie bei einer aktiven Lösung ihrer Aufgaben behindern. Sie machen sich selbst Streß.

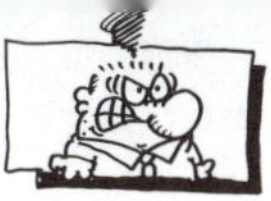

Streßtyptest Teil II

Bitte kreuzen Sie an, ob die Aussage auf Sie zutrifft oder nicht:	ja	nein
Ich bin mir oft im unklaren, was andere von mir erwarten.	☐ 2	☐ 1
Ich habe ständig das Gefühl, daß ich meine Aufgaben nicht bewältigen kann.	☐ 2	☐ 1
Ich fühle mich häufig unter Zeitdruck.	☐ 2	☐ 1
Ich habe wenig Spielraum, meine eigenen Ideen durchzusetzen.	☐ 2	☐ 1
Es fällt mir schwer, es allen recht zu machen.	☐ 2	☐ 1
Ich bin oft unzufrieden mit dem Verhalten meiner Mitmenschen.	☐ 2	☐ 1
Zählen Sie die Punkte zusammen, bei denen Sie ein Kreuz gemacht haben:	I__I__I	I__I__I

Die Auswertung Teil II

Haben Sie 6–8 Punkte? Sie meistern ihre Belastungen. Sie scheinen auch Ihre Kraft gut einteilen zu können und Ihren Mitmenschen klar zu machen, was Sie von Ihnen erwarten können. Sie schaffen sich eine wichtige Voraussetzung, Streß richtig dosiert zu verarbeiten.

Haben Sie 9–12 Punkte: Ihre Belastungen erreichen bereits die kritische Schwelle. Vor allem meinen Sie, hinter den Erwartungen anderer zurückzubleiben. Dieser Druck und die vermeintliche Verpflichtung setzen Sie unter zu großen Streß.

Bitte zählen Sie jetzt Ihre Punkte aus beiden Tests zusammen:

Meine Gesamtpunktzahl:

I__I__I

Die Auswertung beider Teile

Haben Sie in beiden Teilen 12–15 Punkte? Sie sind kein Streß-Typ. Sie bewältigen Ihre Anforderungen, ohne sich selbst unter Streß zu setzen. So wie Sie mit Streß umgehen, ist er in Ihrem Leben so etwas wie „das Salz in der Suppe".

Haben Sie 16–24 Punkte? Sie leiden unter Streß. Und daran sollten Sie etwas ändern. Natürlich kann man nicht jedem Streß aus dem Weg gehen, aber Sie können lernen, besser mit dem Streß fertig zu werden. Vielleicht helfen Ihnen die folgenden Anregungen.

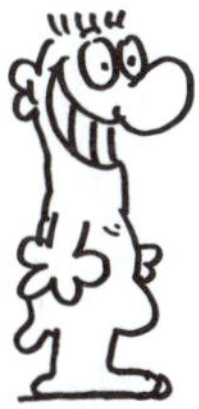

Hilfreich: Der Stop-Gedanke

Streß ist oft ein Eigentor, wenn intensives Grübeln über vergangene oder bevorstehende Ereignisse das Denken belastet. Auch die negativen Selbstgespräche sind ein solches Eigentor, da der Streß im eigenen Kopf entsteht. Immer schwingt Unsicherheit mit, ob man die Erwartungen erfüllt, ob man wirklich gut genug ist, ob andere zufrieden sind. Solche Gedanken tauchen tagsüber unvermittelt auf und lassen sich nicht verdrängen. Aber besonders abends oder gar nachts kreisen solche Gedanken durch das Hirn und malen ein düsteres Bild, von dem man sich nicht befreien kann.

Es gibt eine Methode, solche Gedanken abzustellen. Sie ist einfach und – wenn man ein wenig geübt hat – sehr wirkungsvoll: Der Gedanken-Stop! Wenn Ihr Gehirn sich wieder einmal auf unangenehme, belastende Gedanken programmiert hat, dann sagen Sie mit Ihrer inneren Stimme klar und deutlich: „Stop!" Immer wenn der Gedanke erneut aufkeimen will, denken Sie erneut ein inneres lautes Stop. Sie werden erfahren, daß Ihr Gehirn auf Ihren Befehl reagiert. Nicht gleich beim ersten Mal, aber dann immer schneller und dauerhafter.

„Sünde" und „Fehltritte" gibt es beim Essen nicht. Höchstens einen Trainingsstillstand.

Ich erwähnte schon, daß manche Menschen in Streßsituationen ein unbändiges Verlangen nach Essen verspüren. In der Tat, Essen kann als Mittel zur Streßbewältigung eingesetzt werden. Die Erfahrung zeigt, daß es wenig hilfreich ist, sich dem Eßbedürfnis mit Standhaftigkeit zu widersetzen. Das steigert nur die Anspannung und setzt das Denken erst recht auf die Fährte „Essen" – bis dann die Widerstandskraft völlig zusammenbricht.

So werden die Schuldgefühle noch größer und das „schlechte Gewissen" schaukelt sich auf. Mit gutgemeinten Ratschlägen („Machen Sie lieber einen Spaziergang") ist dem Essen in Streßsituationen nicht beizukommen. Sie erreichen schon einen wirklichen Fortschritt, wenn das Essen im Streß nicht mehr als „Sünde" oder „Fehltritt" erlebt wird. Denn diese negativen Folgegedanken, die nach den ersten Riegeln Schokolade das ei-

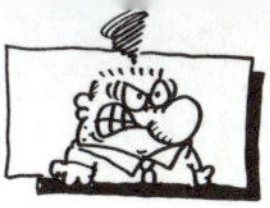

gene Selbstwertgefühl in den Keller ziehen, sind die treibende Kraft für die nächsten Schokoriegel.

Sie erinnern sich noch an die Untersuchung von Marion Hetherington (Seite 120), die klar erkannt hat, daß der psychische Streß als Folge nach unerlaubtem Essen umso größer ist, je intensiver man sich das Essen verboten hatte. Die heimlichen Schokoholics fühlten sich „nach der Schokolade" schlechter als zuvor!

Stellen Sie sich in Gedanken einmal folgende Situation vor: Sie müssen eine Tafel Schokolade essen. Wie fühlen Sie sich? Und jetzt stellen Sie sich vor, daß Sie auf keinen Fall Schokolade essen wollen. Aber da liegt eine Tafel, sie haben miese Stimmung, und Sie brechen Stückchen für Stückchen ab. Was passiert jetzt in Ihrem Kopf? Die beiden Situationen sind vom Gefühl her grundverschieden, obwohl beide Male Schokolade gegessen wird.

Akzeptieren Sie Ihr Eßbedürfnis

Versuchen Sie, Ihre Einstellung zu Ihrem „Trostessen" zu ändern. Akzeptieren Sie doch, daß Sie sich in solchen belastenden Situation tatsächlich gut trösten können. Die Mengen, die als Trostpflaster vernascht werden, sind üblicherweise nicht einmal sehr groß. Streßesser berichten, daß es meistens um eine halbe Tafel Schokolade geht. Okay, das macht fünf Fettaugen! Die sprengen Ihre Tagesbilanz mit 20 Fettaugen nicht. Und wenn Sie überwiegend fettfreie Süßigkeiten essen, dann nehmen Sie ohnehin im Wochenschnitt weniger Fettaugen zu sich.

Wichtig ist, daß Sie Ihr Eßbedürfnis aktiv akzeptieren und nicht als einen unerwünschten Vorfall verdrängen, dem sie sich hilflos ausgeliefert fühlen. Legen Sie sich für den Fall der Fälle eine Streßration bereit. Sie werden erleben, daß Sie sich viel besser managen können, wenn Schuldgefühle ausbleiben und Sie nicht mehr an „Sünde" denken, sondern den Genuß erleben können.

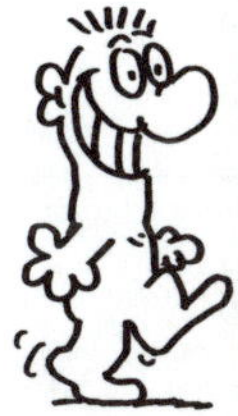

Auch wenn sich Streß nicht gänzlich vermeiden läßt, kommt es entscheidend darauf an, wie man mit Streß umgeht. Hier kann es hilfreich sein, das eigene Denken anders zu programmieren. Die Umgangssprache gibt schon einen Hinweis, denn normalerweise sagt man, wenn etwas Ärgerliches geschieht: „ICH rege mich auf!" und nicht: „DAS regt mich auf!"

Erlebnisse und Erfahrungen werden von uns selbst bewertet. Diese Bewertung ist es, die dem Nervensystem den Befehl gibt: „Los, aufregen!" Darum sagen wir sehr treffend: „Ich rege mich auf!" Stellen Sie sich vor: Sie wollen noch ein wichtiges Päckchen zur Post bringen. Sie suchen verzweifelt nach einem Parkplatz und stellen schließlich Ihr Auto im Halteverbot ab. Sie hasten zur Post. Es ist 18.02 Uhr – geschlossen. Zurück. Am Scheibenwischer steckt ein Strafzettel. Spätestens jetzt ist das Maß voll. Sie geben den Befehl: „Aufregen!". Und dann regen Sie sich auf. Sie sich!

Sich aufregen oder nicht ist Übung

Müssen Sie sich wirklich aufregen? Das Denkprogramm, das diese Aufregung „in Auftrag gibt", ist in Ihrem Kopf verankert. Weder der Postbeamte noch die Polizei hatten die Absicht, Sie aufzuregen. Sie selbst sind es, die oder der die ganze Aufregung veranstaltet! Sie machen sich Streß, weil Sie diese Situation so bewerten. Ohne am Ergebnis etwas ändern zu können. Wie wäre es mit diesen Gedanken: „Pech, die Post hat zu. Dann kommt das Päckchen einen Tag zu spät. Ich habe mich jedenfalls bemüht. Es gibt eben zu viele Autos. Und das Strafmandat war nicht zu vermeiden. Wer ein Auto hat, muß eben auch solche Kosten für das Parken einkalkulieren". Jetzt bleibt der Befehl „Los, aufregen!" aus. Der Blutdruck steigt nicht. Die Tatsachen sind nicht zu ändern, aber was wir lernen können ist, diese Tatsachen anders zu bewerten.

Menschen, die wir „Lebenskünstler" nennen, haben solche Denkprogramme spontan zur Verfügung. Auch ihr Leben ist nicht einfach oder streßfrei. Aber sie sehen es einfach anders. Das können Sie auch lernen. Sie müssen nur daran denken, bei der nächsten Gelegenheit, wenn Sie sich unbedingt ärgern wollen, eine kurze

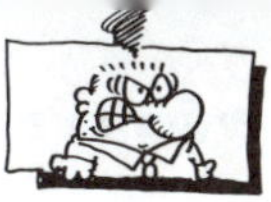

Denkpause einzulegen, um sich mit sich selbst zu besprechen. Diskutieren Sie mit sich, ob Sie sich partout aufregen wollen. Fragen Sie sich „Was ärgert mich?“, „Wer ärgert mich?“, „Will ich mich ärgern?“, „Lohnt sich mein Ärger?“. Allein, wer an diese vier Fragen denkt, hat den Streß weitgehend entschärft. So lernt man positives Denken.

Die Trainingsaufgaben der neunten Woche

Lernen Sie, sich zu entspannen!

Anspannung ist eine wichtige Komponente des Lebens. Aber Anspannung muß immer wieder durch Entspannung ausgeglichen werden. Die richtige Balance zwischen Anspannung und Entspannung ist die unverzichtbare Grundlage für Wohlbefinden und Gesundheit. Menschen, die unter zu starker oder zu häufiger Anspannung leiden, können lernen, sich gezielt zu entspannen. Das ist nicht ganz einfach, und man lernt das auch nicht in einer Stunde. Man muß es trainieren, wie man andere Fertigkeiten auch üben muß, bis man sie beherrscht, z.B. Tennisspielen oder Radfahren.

Bekannt geworden ist das autogene Training, bei dem durch ganz bestimmte Übungen und Techniken eine tiefe Entspannung des gesamten Körpers gelernt wird. Das autogene Training erlernt man am besten in Kursen und Seminaren, in denen ein ausgebildeter Übungsleiter darauf achtet, daß die Schritte fachgerecht eingeübt werden. Das autogene Training ist hochwirksam, aber es muß sehr lange trainiert werden, um von den heilsamen Wirkungen dauerhaft etwas zu haben.

Die progressive Muskelentspannung

In den vergangenen Jahren wird immer häufiger auch eine andere Methode angeboten, die schon 1930 von Edmund Jacobsen entwickelt wurde: die progressive Muskelentspannung. Diese Entspannungsmethode kann verhältnismäßig einfach erlernt werden. Auch sie führt, wenn sie korrekt angewendet wird, zu vollständiger Entspannung und kann so eine wirkliche Hilfe für jene Men-

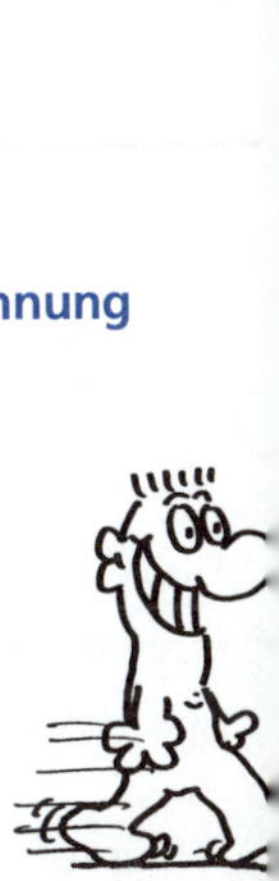

Verschiedene Denkprogramme: Beispiele

Situation	**Denkmuster: „Los, aufregen!"**	**Positives Denken**
Im Supermarkt stehen Sie in der langsamsten Schlange und vor Ihnen hat jemand vergessen, sein Obst abzuwiegen.	● Das kann auch nur mir passieren! Warum erwische ich immer die falsche Schlange?	● Mal sehen, ob ich in zehn Minuten hier durch bin. Sind ja nur noch drei Kunden vor mir.
Man erreicht den Bahnsteig und der Zug fährt gerade ab.	● Warum habe ich so getrödelt. Das ist die gerechte Strafe.	● Schade, war zu knapp. Dann trinke ich jetzt einen Kaffee und nehme in Ruhe den nächsten Zug.
Die Kartoffeln sind total angebrannt.	● Ich lerne es nie. Ich kann nicht einmal Kartoffeln kochen.	● Tausendmal ist es schon gut gegangen. Einmal muß es ja passieren.
Gerade Fenster geputzt, da fängt es an zu regnen.	● Alles umsonst. Ich habe aber auch immer ein Pech.	● Gut, daß die Fenster jetzt sauber sind.
Auf dem Weg zum Theater bemerkt man am rechten Strumpf eine Laufmasche.	● So kann ich mich doch nicht sehen lassen. Peinlich. Was wohl die Leute denken.	● Das wird keinem auffallen. Ich leide doch nicht mehr unter dem Spotlight-Effekt, seitdem ich die PfundsKur mitmache.
Nach der Landung ist der Koffer nicht auf dem Band.	● Der ganze Urlaub ist dahin. Hätte ich doch bloß ein paar Sachen ins Handgepäck genommen.	● Jetzt kann ich mir ein paar neue Sachen kaufen. Die Fluggesellschaft wird es wohl bezahlen müssen.
Der Schraubverschluß vom Pefferstreuer war locker…	● Mist, warum bin ich auch immer so unaufmerksam.	● Also, so scharf wollte ich es auch nicht haben.

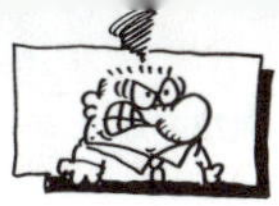

schen sein, die sich ständig angespannt fühlen. Es ist von Vorteil, auch die progressive Muskelentspannung unter Anleitung einzuüben.

Kurse mit verschiedenen Entspannungsmethoden werden u.a. von der AOK angeboten. Für erste Übungen zu Hause gibt es eine CD zur PfundsKur 2000 mit Musik zur Entspannung, die Sie im Fachhandel erwerben können. Starten Sie also in der neunten Woche der PfundsKur ganz entspannt.

Wenn Sie Lust haben, decken Sie die rechte Spalte doch zunächst ab und formulieren selbst positive Gedanken.

Zur Vorbereitung der nächsten Woche

Sie haben bis zur neunten PfundsKur-Woche durchgehalten. Sie können mächtig stolz sein. Gönnen Sie sich in der kommenden Woche aktive Entspannung. Belohnen Sie sich mit der Entspannungs-CD.

- Unliebsame Gedanken, die sich aufdrängen, können Sie mit „STOP" verscheuchen. Einfach ausprobieren, es wird auch Ihnen gelingen.
- Den Befehl „Los, aufregen!" werden Sie mehr und mehr vergessen. Wenn es wieder einmal soweit ist, fragen Sie sich „Warum will ich mich überhaupt aufregen?" Wenn Sie es schaffen, über sich nachzudenken, haben Sie den Streß bereits entschärft.
- Positives Denken gibt mehr Lebensqualität.
- Verbieten Sie sich kein Lebensmittel!
- Essen Sie mit Genuß! Essen kann nicht Sünde sein!
- Essen Sie nichts, was Sie nicht richtig mögen!
- Wenn Fett, dann mit Augenmaß!
- Auf die Woche kommt es an, nicht auf einzelne Tage.
- Sie sind schon mobiler. Bringen Sie sich in Schwung. Wenn Sie mehr Energie verbrauchen, haben Sie beim Essen mehr Freiheit.

Der Tip für die neunte Woche: Testen Sie Ihren Trainingserfolg. Kein Fettaugenzählen, kein Glotzaugenzählen. Essen und bewegen Sie sich nach Gefühl. Nach acht Wochen haben Sie die Grundlagen der PfundsKur allmählich verinnerlicht.

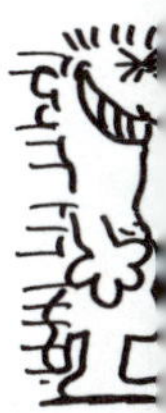

Die Figur der Zukunft im Visier

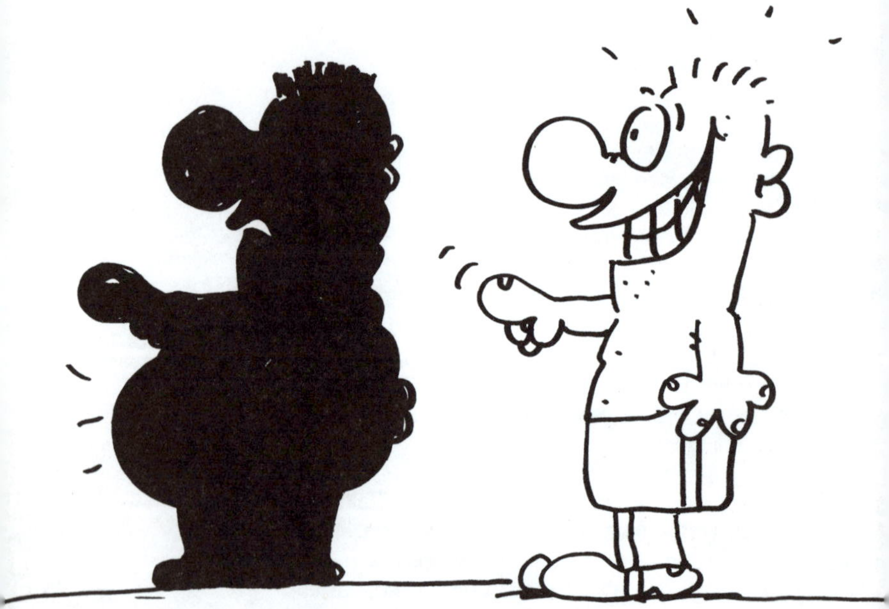

Das PfundsKur-Training geht zu Ende. Sie ziehen Bilanz, denn natürlich geht Ihre PfundsKur weiter. Locker und ungezwungen, aber nach den Prinzipien, die Sie jetzt so erfolgreich gelernt haben. Damit starten Sie in wenigen Monaten, am 31.12.1999, mit herrlichen Aussichten ins neue Jahrtausend.

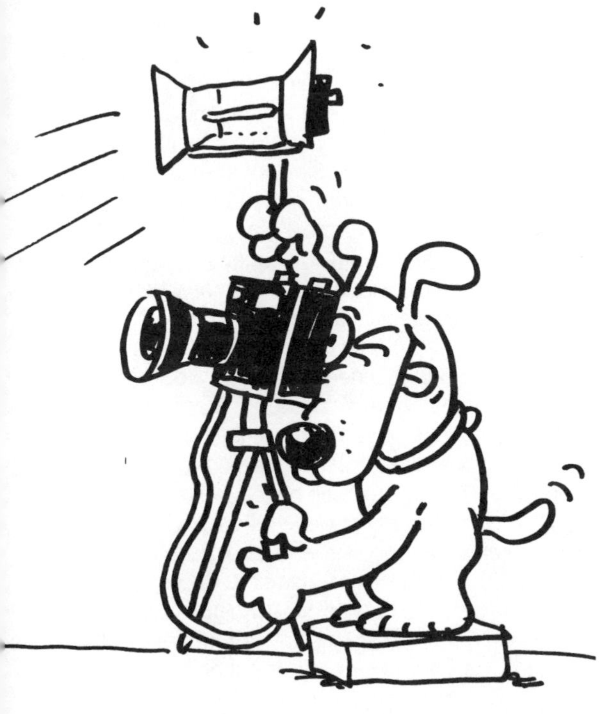

PfundsKur-Lektion 10:
Zehn-Wochen-Rückschau und Blick in die Zukunft

63 Tage PfundsKur-Training liegen hinter Ihnen. Zeit für eine kurze Besinnung, bevor Sie in die letzte Woche starten, die Auftakt sein soll für die letzten Monate in diesem Jahrtausend. Klingt gewaltig. Und es ist auch gewaltig, wenn Sie sich jetzt schon auf die neue Lust auf Leben aktiv vorbereiten. Damit Sie Silvester nicht sagen müssen: „Also, im neuen Jahr werde ich immer/nur noch…". Sie haben Ihre Pläne dann bereits Schritt für Schritt in die Tat umgesetzt. Sie haben erfahren, was Sie sich zumuten können, was Ihnen Spaß macht und zu Erfolg verhilft. Sie haben auch erfahren, welche Ziele Sie nicht zu hoch stecken dürfen. Wer zuviel verlangt, bleibt ein ewig unzufriedener Mensch. Sie sind fair zu sich und verlangen genau so viel, wie Sie auch schaffen können.

Vervollständigen Sie den Lückentext auf der rechten Seite. Spontan, ehrlich und fair!

Auch wenn das PfundsKur-Training mit der kommenden Woche zu Ende geht, so hat Ihre eigentliche PfundsKur gerade erst begonnen. Sie haben die wichtigen Prinzipien trainiert und erfahren, was möglich ist. Also, bitte nicht: Buch zuklappen, Fettabelle in die Schublade legen, Fettaugen vergessen, auf Glotzaugen ausruhen, wieder mit schlechtem Gewissen essen. Dann wären alle Ihre Bemühungen vergeblich gewesen.

Resümee:
Die PfundsKur lebt von der Zukunft. Ein Einstieg in modernes Essen und mehr aktive Bewegung genügen nicht, wenn sie nicht Bestandteil des normalen Lebens werden. Die Jahrtausendwende bietet Ihnen Gelegenheit, das Training weiterzuführen, um fit in das Jahr 2000 zu starten.

Die PfundsKur 2000 war ein Einstieg, um Ihnen Mut, aber auch Lust zu machen, sich zehn Wochen mit sich selbst zu beschäftigen. Was aber sind zehn Wochen in einem Leben? Zu kurz, um mit nachhaltigen Auswirkungen zu rechnen. Überschlagen Sie einmal, wie oft Sie in Ihrem Leben bisher gegessen haben. Das geht in die zigtausend Male. Darum ist es so schwierig, Änderungen einzuführen und – vor allem – beizubehalten.

Sie haben es sicher selbst bemerkt: Die eine Trainingswoche, in der eine bestimmte Aufgabe, aber auch ein Thema im Vordergrund stand, war immer viel zu kurz, um neue Gewohnheiten im Verhalten, aber auch im

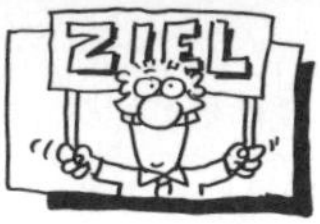

____________________ Erfolgsbilanz.

Ich fühle mich ____________________!

Seit ____ Wochen trainiere ich nach den Tips der PfundsKur. Bisher habe ich _____ kg ___abgenommen. Die Idee mit den Fettaugen halte ich für __________. Im Tagesdurchschnitt habe ich ungefähr ____ Fettaugen gegessen. Das hat mich ____________ Anstrengung gekostet. An den großzügigen Umgang mit Kohlenhydraten habe ich mich ________________ gewöhnt. Meinen Gewichtsverlauf finde ich __________________. Jetzt bin ich mit meinem Gewicht ____________ zufrieden. Während der PfundsKur bin ich __________ aktiver geworden. _____ Glotzaugen habe ich in der Woche eingespart. Als zusätzliche Bewegung habe ich mir __________________ ausgesucht. Ich möchte gerne auch in Zukunft ______________________. Insgesamt bin ich ________________________ geworden.

Wenn ich an die Zeit bis Silvester denke, dann ____________________________________.

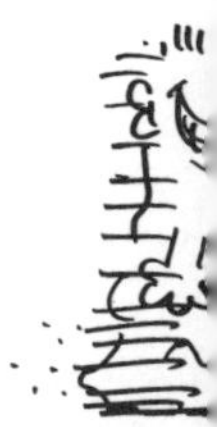

Denken entstehen zu lassen. Und dennoch hat die PfundsKur bei Ihnen Spuren hinterlassen, die es jetzt gilt, zu verfestigen. Locker, aber mit Ausdauer. Mit Freude, aber auch mit Ernsthaftigkeit. Das Schlaraffenland bietet tolle Möglichkeiten, von denen unsere Vorfahren nicht einmal geträumt haben. Aber – und das ist die Kehrseite – es stellt uns auch vor die Aufgabe, unser Verhalten selbst zu steuern. Die Freiheit des Überflusses ist die neue Herausforderung, die wir begreifen und richtig anwenden müssen.

Generationen vor uns haben von der „guten" Butter geschwärmt, aber sie kaum gegessen. Noch vor 50 Jahren tauschten Menschen unter der Hand kostbare Teppiche gegen Fett. Der Kalorienkönig Fett war begehrt als Quelle zum Überleben unter kargen Bedingungen. Heute entpuppt sich das Nahrungsfett, in den Mengen, die wir täglich konsumieren, als der entscheidende Faktor, der unsere Lebensqualität langfristig verschlechtert. Gewichtsprobleme und gesundheitliche Beeinträchtigung nähren sich vom Nahrungsfett. Aber nicht, weil Sie einmal einen Räucherlachs genießen oder eine deftige Haxe verspeisen.

Unser eigentliches Ernährungsproblem ist ein ganz schleichendes Etwas, das Jahre benötigt, um heranzuwachsen. Nur 20 g Fett, aber jeden Tag über den Bedarf hinaus konsumiert, wirken wie der stete Tropfen, der den Stein höhlt: über 7 kg binnen Jahresfrist. Selbst wenn Sie während der PfundsKur-Zeit ein penibles Auge auf die Fettaugen geworfen haben, so kann ein durchschlagender Erfolg in nur zehn Wochen einfach nicht sichtbar werden.

Die PfundsKur prägt Ihre Zukunft

Es ist die Zeit, die wirken muß. Die Zeit ist der ausschlaggebende Faktor. Sinn macht eine moderne Ernährung also nur, wenn sie über Jahre beibehalten wird. Von den vielen unglücklichen Blitzdiäten wissen wir, daß es nichts bringt, für zwei oder drei Wochen einmal ganz anders zu essen. Darum ist es für Ihre „Eßzukunft" ein lohnendes

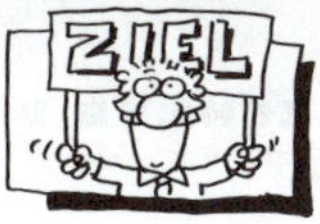

Ziel, sich weiterhin über die nächsten Monate an mehr Kohlenhydrate und weniger Fett so zu gewöhnen, daß Sie Ihren Kopf nicht mehr einschalten müssen. Verändertes Einkaufen, ein geschulter Blick auf die Speisekarte im Restaurant, ein sensibler Umgang mit Fetten und Öl in der Küche. Das alles gehört zu einer modernen Ernährung, die sich langsam einschleifen und zur routinierten Gewohnheit werden muß. Aber dann werden Ihre Gesundheit und Ihr Gewicht lange Jahre davon profitieren.

Gleiches gilt auch für die aktive Bewegung und den Abbau von Immobilität. Ob Sie nun zum Walking-Fan werden, häufiger zu Fuß gehen oder regelmäßig Radfahren, das ist im Grunde gleich. Wichtig allein ist, daß Sie körperlich aktiver sind und – noch wichtiger – aktiv bleiben. Die Gewichtsabnahme ist nach allen wissenschaftlichen Erkenntnissen nur zu sichern, wenn die Bewegung stimmt. Die richtige Ernährung ist zwar eine Grundvoraussetzung, aber sie muß unterstützt werden durch körperliche Aktivität. Nutzen Sie den kommenden Sommer. Und wenn Sie noch ein paar Wochen mit Ihrem Bewegungsprogramm durchhalten, dann wird auch Ihre Lustbilanz positiv – wenn sie es nicht schon ist. Also, einverstanden, Ihre PfundsKur geht weiter?

Die Trainingsaufgabe der zehnten Woche

Finden Sie heraus, was Sie weiterhin üben möchten

Für eine sichtbare Erfolgskontrolle habe ich für Sie ein Tagebuch auf Seite 186/187 entworfen, in das Sie während der nächsten Monate Ihre Notizen eintragen können. Wie wäre es damit, immer am Sonntag kurz Bilanz zu ziehen. Dann wird dieses Trainingsbuch zu einem ganz persönlichen Tagebuch, in dem Sie Ihre Ziele angeben und Ihre Fortschritte dokumentieren, damit Sie am 31. Dezember 1999 auf einer hervorragenden Startposition für das kommende Jahrtausend sind.

Nutzen Sie die letzte Trainingswoche, um vor allem etwas zu üben, was Ihnen bis jetzt noch nicht so einfach von der Hand geht. Wählen Sie sich einen Punkt aus:

- Fettaugenbilanz: Inzwischen halte ich die Fettaugen, die ich mir für die Woche vorgenommen habe, eigentlich ganz gut ein.

☐ Ja, tolle Leistung!
☐ Nein. Dann sollten Sie noch einen Versuch starten. Führen Sie das Ernährungstagebuch nochmals (alte Eintragungen ausradieren). Sie erkennen dann sofort die Fettaugen bei jeder Eintragung.

- Glotzaugenbilanz: Kein Problem, inzwischen habe ich Glotzaugen abgebaut und mir ein Bewegungsprogramm angewöhnt.

☐ Ja, herzlichen Glückwunsch!
☐ Nein. Schade, hier besteht wirklich Bedarf. Mehr Bewegung ist ein ganz wichtiger Faktor.

- Nimm fünf am Tag! Habe ich gut im Griff. Gemüse und Obst sind jetzt meine Favoriten.

☐ Ja, dann sind Sie super!
☐ Nein. Nicht verzagen, versuchen Sie es in der kommenden Woche nochmals. Wenn Sie „Nimm vier" schaffen, ist das auch gut.

- Vor Kartoffeln, Nudeln und gesüßten Dingen habe ich keine Angst mehr. Ich esse mich satt. Hunger kenne ich nicht mehr.

☐ Ja. Dann haben Sie eine gute Erfahrung gemacht.
☐ Nein. Dann können Sie nur ausprobieren, daß auch bei Ihnen die Kohlenhydrate nicht zum Figurproblem werden. Voraussetzung ist natürlich, daß nicht zuviel Fett verzehrt wird. Viel Kohlenhydrate und viel Fett, das ist keine gute Kombination.

- Ich gehe jetzt besser mit mir um. Ich überfordere mich nicht durch überhöhte Ansprüche. Ich lasse meinen

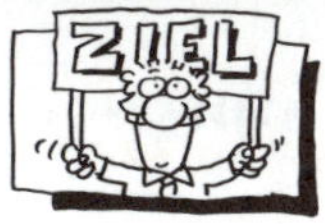

Zehn-Wochen-Programm

	Gefühltes Gewicht	Gewogenes Gewicht	Zielvorgabe Fettaugen pro Woche	Erreichte Fettaugen pro Woche	Zielvorgabe Glotzaugen	Erreichte Glotzaugen	Ich gebe mir folgende Note für die Woche
1. Woche							
2. Woche							
3. Woche							
4. Woche							
5. Woche							
6. Woche							
7. Woche							
8. Woche							
9. Woche							
10. Woche							

Eßbedürfnissen mehr Freiheit, vor allem ohne schlechtes Gewissen. Manches Problem und manchen Streß kann ich bereits im Kopf „wegdenken".

- ☐ Ja. Darüber werden Sie sich wohl selbst am allermeisten freuen.
- ☐ Nein. Üben, üben, üben. Mit Ihrem eigenen Anspruch programmieren Sie Erfolg oder Mißerfolg. Wenn zwei Menschen 5 kg abgenommen haben, der eine 6 kg schaffen wollte, der andere 4 kg, dann gibt es einen glücklichen und einen unglücklichen Menschen. Obwohl beide tatsächlich 5 kg geschafft haben.

- Langzeitprogramm: Erwecken Sie die Smilies aus Kapitel 7 zum Lachen! Spätestens Silvester darf kein Mundwinkel mehr nach unten zeigen.

Höre nie auf, anzufangen! Fange nie an, aufzuhören! In diesem Sinne wünsche ich Ihnen viel Erfolg, und ich hoffe sehr, daß das Motto der PfundsKur 2000 „mehr Lust auf Leben" für Sie in Erfüllung geht!

Wochentag	Verbrauchte Fettaugen (Strichliste)
Montag	
Dienstag	
Mittwoch	
Donnerstag	
Freitag	
Sonnabend	
Sonntag	

Bilanzsumme:

Ihr Sonntagstagebuch bis Silvester 2000 (Beispiel):

Sonntag	Mein Gewicht	Essen/Trinken
2. Mai 99	74 kg	Fettaugen gut im Griff. Freue mich. Zuviele blaue Fettaugen.
9. Mai 99	74 kg	Ganze Woche keinen Wein getrunken.
16. Mai 99	73,5 kg	Viermal Essen gewesen! Nächste Woche zähle ich Fettaugen.
23. Mai 99	74 kg	Will „Nimm fünf am Tag“ konsequent einhalten.

Bilanz am Abend	Zielvorgabe	Kredit/ Guthaben

Bewegung	Psyche	Ich fühle mich wie...
Will nächste Woche insgesamt zwei Stunden Rad fahren.	Ich lasse mir eine neue Frisur machen.	☺☺ ☺ 😐 ☹ ☹☹
Bin sogar drei Stunden Rad gefahren. Nächste Woche wieder.	Mit der neuen Frisur fühle ich mich wohl.	☺☺ ☺ 😐 ☹ ☹☹
Zwei Stunden Rad fahren. War auch genug. Plane Wochenendtour.	Ärger, zuviel Fett gegessen. Aber trotzdem abgenommen.	☺☺ ☺ 😐 ☹ ☹☹
Keine Radtour. Dafür viel Gartenarbeit.	Zugenommen! Das ärgert mich! Soll mich aber nicht ärgern.	☺☺ ☺ 😐 ☹ ☹☹

PfundsKur 2000

SWR 1 · AOK Die Gesundheitskasse.

Start der PfundsKur 2000: am Aschermittwoch, 17. Februar 1999. Zehn Wochen lang gemeinsam abnehmen, gemeinsam bewegen und aktiv starten ins neue Jahrtausend. Auch nach der PfundsKur bleibt das Aktivprogramm mit diversen Bewegungsangeboten bestehen.

Mitmachen erwünscht – das Aktions-Programm

Gemeinsam stark:
Die AOK PfundsKur-Gruppen

Mitmachen bei der PfundsKur – mit Gleichgesinnten geht's nochmal so gut.
Zehn Wochen lang begleiten Sie die AOK-Ernährungsberaterinnen in den AOK PfundsKur-Gruppen auf dem Weg zum Wohlfühlgewicht. Jede AOK in Baden-Württemberg bietet solche Trainingsgruppen an.

Essen und trimmen – beides muß stimmen! Ergänzend zur AOK PfundsKur-Gruppe gibt es verschiedene AOK-Bewegungsangebote, die das Ernährungsprogramm sinnvoll unterstützen, wie z.B. die AOK PfundsKur-Aerobic oder die AOK PfundsKur-Gymnastik.

Walking ergänzt die PfundsKur als hervorragendes Ausdauertraining. Machen Sie mit bei einem der zahlreichen Walkingtreffs des Württembergischen und Badischen Leichtathletikverbandes.

Auch Radfahren verbessert die Kondition und kurbelt gleichzeitig Herz und Kreislauf an. Die AOK RADTREFFS, die in Zusammenarbeit mit den Radsportverbänden in Baden-Württemberg durchgeführt werden , laden Sie im ganzen Ländle zum Radeln ein.

„fit und gesund" – unter diesem Motto bieten Schwäbischer und Badischer Turnerbund in Zusammenarbeit mit der AOK gesundheitsorientierte Sportangebote an. Ideal als Ergänzung des Trainingsprogrammes der pfundigen Spaßkur: Gymnastik im Verein.

Auch nach Ende der Aktion können Sie Ihr Aktiv-Programm mit den AOK-Gesundheitsangeboten und den Angeboten unserer Partner im Sport weiterführen und die Langzeitwirkung der PfundsKur 2000 sichern. Starten Sie fit und bewegt ins neue Jahrtausend. Infos gibt's bei jeder AOK in Baden-Württemberg.

Die CD zur PfundsKur 2000

Musik zur Entspannung

Teil 1: Musik zum Lesen, Kommunizieren und Konzentrieren. Teil 2: Musik, ideal zum Kombinieren mit einer Entspannungstechnik. 70 Minuten, erhältlich im Fachhandel. Blue Flame/BMG 7 43 21 63253 2, unverbindliche Preisempfehlung DM 17,80.

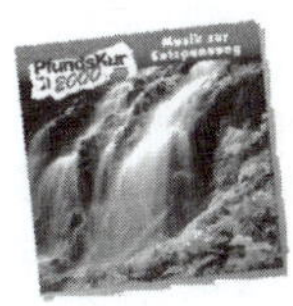

Genießen erlaubt – die PfundsKur-Produkte

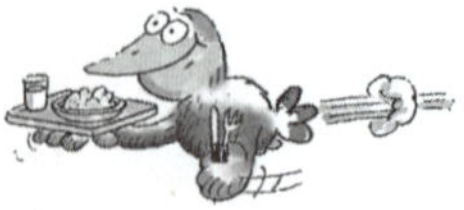

Unter dem Motto „Schmeck den Süden“ Baden-Württemberg, unterstützen Bäcker, Metzger, Ernährungs- und Fruchtsaftindustrie, Lebensmitteleinzel- und Getränkefachhandel und Apfelerzeuger die PfundsKur mit ihren Produkten und Angeboten. Fettarme Wurst, Schinken, Milch, Milchprodukte und Käse sind dabei ebenso zu finden wie ballaststoffreiches Brot, Brötchen sowie heimische Äpfel und Apfelsaft als Vitaminspender. Darüberhinaus bieten viele Betriebskantinen, Restaurants und Gaststätten in Baden-Württemberg auf ihrer Speisekarte „PfundsKur-Menüs" und „PfundsKur-Snacks“ an, die nach speziellen Kriterien und Rezepten zubereitet werden.

Hallo, PfundsKur-Partner, dankeschön!

- Bäckerhandwerk
- Fleischerhandwerk
- Ernährungs- und Fruchtsaftindustrie
- Lebensmittelhandel und Getränkefachhandel
- Meistervereinigung GASTRONOM e.V. Baden-Württemberg
- Hotel- und Gaststättenverband Baden-Württemberg e.V.
- MBW – Marketing- und Absatzförderungsgesellschaft für Agrar- und Forstprodukte aus Baden-Württemberg mbH
- Milchwirtschaftlicher Verein Baden-Württemberg e.V.
- Apfelerzeuger und -vermarkter Baden-Württemberg

Schmeck den Süden.
BADEN-WÜRTTEMBERG